Für Jan,
der sich der bleichen Schwester
so liebevoll annimmt,
für meinen Vater,
der im Krieg gewaltsam von seiner Angst
getrennt wurde,
und für meine Mutter,
die Nacht für Nacht ihre
quälenden Sorgenketten ertragen musste.

Erbsenprinzessin

Am Morgen wurde sie gefragt, wie sie geschlafen hätte. »Oh, schrecklich schlecht!«, sagte die Prinzessin. »Ich habe kein Auge zugetan! Gott weiß, was in dem Bett gewesen ist! Ich habe darauf so hart gelegen, dass ich braun und blau am ganzen Körper bin. Es ist entsetzlich!«
Hans Christian Andersen, »Die Prinzessin auf der Erbse«

Als Kind schämte ich mich, weil ich so schüchtern und ängstlich war. Ich wollte kein Angsthase, kein Feigling, keine alte Unke und kein Sensibelchen sein. Erst recht keine überzarte Prinzessin, die durch zwanzig Eiderdaunenbetten und Matratzen eine winzige Erbse spürt und bloß deshalb nicht schlafen kann. Ich wollte genauso stark und mutig sein wie die anderen Kinder. Immer fürchtete ich mich, nie traute ich mich. Manchmal braucht ein ängstliches Kind mehr Tapferkeit, um den Tag durchzustehen, als ein nervöser Aushilfsdompteur, der vor vollen Rängen erstmals einem brüllenden Raubtierrudel entgegentritt. Ängstliche Kinder sind mutig, denn nur wer Angst hat, kann mutig sein.

An meine Sensibilität und Ängstlichkeit habe ich mich nach über fünfzig Jahren gewöhnt. Sie gehören zu mir wie meine Freude am Schreiben und mein Humor. Ich verstehe sie als Wesensmerkmal, als Teil meiner persönlichen Art, die Welt wahrzunehmen. Sensibilität und Ängstlichkeit färben meine Empfindungen, Einstellungen, Sorgen und Hoffnungen. Manchmal ist die Ängstlichkeit hinderlich oder lästig, doch sie ist auch ein Geschenk, denn sie macht achtsam: für die eigene Person, für andere, fürs Leben. Ängstliche sehen und spüren oft mehr als Nichtängstliche. Ihnen fallen Dinge auf, die andere gar nicht bemerken: klitzekleine Erbsen und feinste Nadeln im Heuhaufen. Sie können zwischen den Zeilen lesen, Unsichtbares sehen und Ungesagtes hören.

Leider ist meine ängstliche Veranlagung auch eine Schwachstelle, eine offene Pforte für weitere, oft quälende Ängste. Im Angstbereich ist meine Psyche besonders verwundbar, hier reagiere ich am heftigsten. Oft nehme ich Dinge verzerrt wahr, schätze Gefahren falsch ein, befürchte gleich das Schlimmste, vermeide vieles, obwohl es gar nicht nötig wäre, und spüre den ganzen Stress auch noch körperlich. Als Kind war ich meinen Ängsten hilflos ausgeliefert, heute kann ich sie oft kreativ verwandeln. Dann schlüpft die Angst aus ihrem Kokon, fliegt als Schmetterling davon oder verwandelt sich in Geschichten und Bilder.

Ein wenig erinnert mich meine dünne Seelenhaut an meine empfindliche Körperhaut, die bei Stress mit Ekzemen reagiert, und an all meine Allergien und Unverträglichkeiten. Schon ein Tropfen Alkohol in einem Glas Wasser genügt, um bei mir unangenehme Symptome auszulösen! Inzwischen kenne ich die meisten Angst- und Stressauslöser, die körperlichen Symptome und die Namen der kleinen und großen Störungen. Ich versuche vor allem, Ruhe zu bewahren. Akute Angstschübe bekomme ich am besten medikamentös in den Griff. Glücklicherweise gehöre ich nicht zu den Menschen, die leicht süchtig werden. Im Notfall sorgen die Tabletten zuverlässig dafür, dass mein System herunterfährt, ohne Angst machen sie mich nur müde.

Sobald die Erbsenprinzessin Brennnesseln berührt, spielt ihre Haut tagelang verrückt. Ähnlich reagiert meine Psyche, die leider eine Hotline zur Haut besitzt, wenn ich ein Krankenhaus betrete. Innerhalb von Sekunden läuft mein System auf Hochtouren. Ich werde zum schwitzenden Leuchtkörper mit roten Flecken an Gesicht und Hals. Es ärgert mich, dass meine Angst so sichtbar ist, was den Stress nur noch erhöht, doch ich versuche, tapfer Haltung zu wahren. Verwandte und Freunde werden selbstverständlich trotzdem im Krankenhaus besucht, auch wenn die Konfrontation für die Erbsenprinzessin schlimm ist. Dummerweise mutiere ich auch in Arztpraxen sofort zu einer Art Pocahontas mit Korallenhalsbändern. Das passiert mir sogar in Tierarztpraxen, wo ich oft übler dran bin als meine Katzen. Es kommt noch schlimmer: Der bloße Gedanke an operative Eingriffe versetzt mich in gefährliche Nähe eines anaphylaktischen Seelenschocks. Als Sorgenauslöser reichen OP-Standbilder oder Filmszenen. Krankenhausserien sind für mich tabu, selbst wenn Beaus wie George Clooney darin harmlos über den Flur schlendern. Ich gehe offensiv damit um: OP-Szenen schaue ich mir nicht an, und in Anamnesebögen trage ich vorsichtshalber sofort ein, dass ich eine Angststörung habe. Wenn ich einem Arzt meine Angst gestehe, verhält er sich hoffentlich einfühlsamer und erklärt mir genauer, was er als Nächstes tun wird. Leider klappt es nicht immer. Viele Ärzte schütteln verständnislos den Kopf, wenn sich das rotglühende Häufchen

Elend vor ihnen auf dem Stuhl windet. Glücklicherweise habe ich nicht vor allen Ärzten Angst: Ich bin überaus glücklich mit einem Virologen verheiratet, und in unserer Verwandtschaft wimmelt es von Ärzten, die bei Familientreffen von ihrer Arbeit erzählen. Eine Härteprüfung, die ich inzwischen ganz gut bestehe.

Es gibt viele unterschiedliche Ängste und Angststörungen, und manchmal denke ich, dass ich sie alle kenne. Einige habe ich ausgetrickst, andere sind von selbst verschwunden, bei wieder anderen habe ich resigniert. Manche Ängste bekam ich durch Übung in den Griff, andere durch kreative und kognitive Verwandlung, direkte Konfrontation oder therapeutische Hilfe. Die allgemeine Anfälligkeit wird mir wohl erhalten bleiben, doch inzwischen erhole ich mich nach den Angstschüben immer recht schnell. Ich stehe zu meiner Ängstlichkeit und zu meinen vergangenen und gegenwärtigen Ängsten. Sie machen mir zwar oft zu schaffen, einige waren echte Stolpersteine oder sogar Mauern auf meinem Lebensweg, aber ich habe auch viel von ihnen gelernt. Ich hoffe, dass meine persönlichen Erfahrungen und Lösungsstrategien auch anderen dabei helfen können, ihren Ängsten ins Gesicht zu blicken, sich besser in ihrer inneren Welt einzurichten, Auswege aus ihrem Angsterleben zu finden.

Es gibt Hilfe! Niemand sollte zulassen, dass seine Ängste ihn krank machen! Viele kann man lindern, manche sogar für immer los werden. Die Ängstlichkeit als Charakterzug kann man wohl nur liebevoll annehmen. Die Neigung, relativ leicht »auf alles« mit Angst zu reagieren, ist eine Eigenschaft, die einen zwar anfällig macht, mit der man aber trotzdem erfüllt und glücklich leben kann. Menschen völlig ohne Angst wären mir persönlich übrigens äußerst unheimlich. Natürlich können auch nicht ängstliche Menschen Angststörungen entwickeln, etwa während einer Lebenskrise, nach Katastrophen oder bei Dauerstress. Im Grunde kann es jeden jederzeit treffen. Wahrscheinlich gibt es mehr Menschen mit Angst als man glaubt. Der Angstforscher Borwin Bandelow hält unsere bewussten und unbewussten Ängste sogar für eine wichtige Triebfeder von Erfolg und Kreativität.

Dies ist kein Fachbuch, kein Ratgeber und auch kein Selbsthilfebuch. Ich bin weder Ärztin noch Psychologin. Bei mir gibt es keine Ausführungen über neurobiologische Prozesse im Gehirn, keine Tests zur Selbsteinschätzung, Anti-Angst-Programme oder Angaben über Medikamente. Ich bin keine Angstforscherin, sondern Schriftstellerin und Übersetzerin. Trotzdem bin ich Expertin für Ängste, denn sie haben mein Leben von klein auf begleitet. Als Übersetzerin von psychiatrischen Fachbüchern habe ich mich sogar jahrelang theoretisch mit ihnen beschäftigt. Ich habe mein Buch in einer für mich besonders schwierigen Lebensphase geschrieben, aber während ich sie hautnah erlebte, konnte ich die Angst besonders gut anschauen. Es ist ein ehrliches, persönliches Buch über mein Leben mit Ängstlichkeit und Angststörungen, Phobien, Panikattacken, Angstanfällen und Sorgenketten. Sie werden sehen, dass ich einige Ängste nicht ernst nehme, andere dagegen nur vorsichtig angehe. Ich habe dieses Buch auch als Vertreterin einer Generation geschrieben, deren Eltern die Zeit des Nationalsozialismus und des Holocausts erlebt haben, und als Tochter eines Mannes mit einer unbewältigten Posttraumatischen Belastungsstörung. Für meinen Vater ist der Krieg bis heute nicht zu Ende. Ich kenne viele Familien, in denen die Traumata mit nachhaltigen Folgen unbewusst an die Kinder weitergegeben wurden, selbst wenn die Eltern nicht über das Erlittene sprachen. Viele Söhne und Töchter tragen bis heute schwer an diesem Schweigen. Doch auch das Gegenteil, die Überschwemmung der Kinder mit Kriegserinnerungen, schafft oft Kinderleid. Meine »Kriegsängste« haben sich erst gebessert, seit ich sie mit eigenen Bildern bannen konnte.

Ich würde mir wünschen, dass mein Buch anderen dabei hilft, sich ihren Ängsten und deren Wurzeln zu nähern und neue Sichtweisen zu entwickeln. Es ist nicht immer leicht, den Zugang zu verschütteten und abgespaltenen Angstbereichen zu finden, doch es lohnt sich. Gehen Sie Ihre Ängste ruhig an! Verleugnete und verdrängte Ängste geben keine Ruhe, und so schrecklich, wie sie auf den ersten Blick scheinen, sind sie oft gar nicht. Manche sind nur »Scheinriesen«, je näher man ihnen kommt, desto kleiner werden sie. Andere lösen sich auf, wenn man sie mit Humor betrachtet oder sich mit ihnen anfreundet. Jeder Mensch hat starke innere Heilkräfte, die nur darauf warten, aktiviert zu werden. Haben Sie Mut, sich therapeutische Hilfe zu holen. Ich selbst habe mich dagegen viel zu lange gesträubt, weil ich dachte, ich könnte meine Probleme allein bewältigen. Ich hielt es früher für eine Niederlage, professionelle Hilfe in Anspruch nehmen zu müssen. Hätte ich damals gewusst, wie befreiend es ist, sich jemandem anzuvertrauen, bei dem man Schutz und Verständnis findet, wäre mein Lebensweg sicher anders verlaufen. Die mitfühlende Distanz eines Therapeuten kann Wunder bewirken. Manchmal genügt ein kleiner »Twist« bei der Bewertung eines Problems, und schon öffnen sich neue Fenster mit ungeahnten Ausblicken.

Spezifische Ängste

Menschenmengen, Spinnen und Aufzüge

Ängste können in allen Abstufungen von mild bis schwer und leider auch in Kombination miteinander oder mit anderen Störungen, etwa Depressionen oder Zwängen, vorkommen. Die Grenzen zwischen den verschiedenen Angststörungen sind oft fließend. Zudem gibt es auch unzählige »normale« und »realistische« Ängste, die jeder kennt und gelegentlich hat, ohne dass sie uns einschränken. Sie warnen uns vor echten Gefahren und können lebensrettend sein oder bereiten uns auf schwierige Situationen vor und führen dazu, dass wir uns besonders viel Mühe geben. Doch auch sie können gelegentlich aus dem Ruder laufen. Die bekanntesten Ängste sind sicher die Phobien, also die Furcht vor bestimmten Situationen oder Objekten. Zu ihnen zählt die Agoraphobie oder Platzangst mit all ihren Untergruppen, die sich vor allem als Furcht vor Menschenmengen, öffentlichen überfüllten Plätzen, aber auch vor Reisen manifestiert. Zu den Hauptsymptomen gehören Herzrasen, Schwindel, Beklemmungsgefühl, Mundtrockenheit und Übelkeit. Agoraphobie tritt oft zusammen mit einer Panikstörung auf. In diesen Bereich gehört auch meine früher sehr lästige »Einkaufsangst«. Heute habe ich sie gut im Griff, aber mich kriegen immer noch keine zehn Pferde in ein Kaufhaus, in dem gerade Schlussverkauf ist. Meine Schwester dagegen stürzt sich fröhlich ins Gewühl und kommt mit tollen Schnäppchen nach Hause. Ihr macht das Gedränge auch noch Spaß! Ich empfinde schon beim Gedanken daran Unbehagen. Seltsam ist, dass ich problemlos in volle Buchläden gehen kann, da setzt meine Bücherliebe das Unbehagen offenbar außer Kraft. Platzangst kann überall auftreten, wo viele Menschen versammelt sind, im Kino, in der Kirche, bei Versammlungen oder Festen. Am meisten fürchtet man in diesen Situationen wohl, keine Fluchtmöglichkeit zu haben. Subjektiv hat man Angst, zu ersticken oder erdrückt zu werden. Wenn die Hauptangst darin besteht, zwischen fremden Menschen in Ohnmacht zu fallen oder einen Panikanfall zu bekommen, verringert sich der Stress, wenn ein vertrauter Mensch bei einem ist.

Ich kenne mein Problem und versuche daher, mich bei größeren Veranstaltungen möglichst in der Nähe eines Ausgangs aufzuhalten. Will jemand mich von meinem sicheren Eckplatz vertreiben, sage ich einfach: »Tut mir leid, aber ich habe Platzangst.« Bisher hat das immer geklappt. Einige Orte machen mich beklommener als andere. Überfüllte Züge ertrage ich gut, überfüllte Busse hasse ich und meide sie, wo ich kann. Aber auch hier gibt es Ausnahmen: Die Londoner Doppeldecker machen mir nichts aus, obwohl sie schrecklich schaukeln.

Bei den spezifischen Phobien fürchtet man sich vor bestimmten Objekten oder Situationen. Es gibt verschiedene Untergruppen, etwa die Tier-Phobien, z.B. die Angst vor Schlangen, Mäusen oder Hunden, und die situativen Phobien, etwa die Angst vor dem Fliegen, vor Höhen, Tunneln oder Aufzügen. Wohlbekannt ist die Klaustrophobie, die Furcht vor geschlossenen Räumen, bei der man ebenfalls Angst hat, zu ersticken oder ohnmächtig zu werden. Zu den spezifischen Phobien zählen auch die mir allzu vertrauten Verletzungsphobien, die Angst vor Ärzten, Krankenhäusern, Spritzen, medizinischer Behandlung oder Blut, und die Natur-Phobien, z. B. die Angst vor Wäldern oder Gewitter. Meine Freundin Karla hat so schreckliche Gewitterangst, dass sie sich schon aufregt, wenn sie davon erzählt. Diese Angst hat auch ihre Mutter, sodass sie möglicherweise erlernt ist.

Wahrscheinlich hat jeder Mensch irgendeine Phobie, zumindest in abgemilderter Form. Leichte Phobien kann man als harmlose Macken ansehen, doch schwere Phobien können sehr quälend sein. Wenn sich jemand vor lauter Angst, dauernd zur Toilette zu müssen, nicht mehr vor die Tür traut, ist das alles andere als lustig. Dann ist eine Phobie keine Macke mehr, sondern eine Störung. Wenn Phobien so schlimm werden, dass man an nichts anderes mehr denken kann, können sie einem das Leben sehr erschweren. Schlimmstenfalls münden sie sogar in Panikanfälle. Die gute Nachricht: Die meisten Phobien wird man durch Verhaltenstherapie los. Phobien können übrigens auch bei Menschen auftreten, die überhaupt nicht ängstlich sind. Ich hatte eine äußerst selbstbewusste Tante, die beim Anblick von Katzen kreischend auf den Stuhl sprang. Unsere Topsi entwickelte sehr rasch eine Tantenphobie. Keine Ahnung, warum Tante Finchen eine Ailurophobie hatte. Übrigens soll auch Napoleon Furcht vor Katzen gehabt haben. Meine Freundin Kirsten leidet an Musophobie. Außer in Horrorfilmen habe ich noch nie jemanden so gellend schreien gehört. Auslöser war eine verirrte Waldmaus. Es war nicht leicht, sie zu fangen, denn sie saß hinter der Schrankwand. Ich musste erst die Sockelleisten abmontieren, bevor ich den Nager stolz nach draußen tragen konnte. Für einen ängstlichen Menschen eine schöne Erinnerung, von der er lange zehren kann! Kleiner Tipp: Nicht am Schwanz tragen, dann beißen sie.

Einige Phobien erwachsen aus unangenehmen Erfahrungen oder werden dadurch verstärkt. Eine Kommilitonin von mir fürchtete zu ersticken, wenn sie sich nicht in der Nähe eines geöffneten Fensters aufhielt, und fuhr auch bei Eiseskälte mit offenen Autofenstern. Die Störung trat erstmals auf, nachdem sie nach einem Unfall ein Gipskorsett tragen musste. Auch Fahrstühle machten ihr Angst. Ich kenne viele Menschen mit Aufzugphobie. Meine Freundin Britta stiefelt jeden Tag die vielen Stockwerke zum Büro zu Fuß hoch. Angst verspürt sie dabei keine, denn sie tut ja nur was für ihre Gesundheit! Bisher konnte ich sie nicht überreden, mit mir Aufzug zu fahren, nicht mal in einem wirklich üblen Parkhaus. Mit Aufzügen habe ich keine Probleme, obwohl ich schon mehrfach stecken geblieben bin. Mein schlimmster Steckenbleiber passierte in der Prä-Handy-Zeit an einem heißen Sommertag, zusammen mit einer jungen Frau, die eine Tragetasche mit benutzten Pampers und ein brüllendes Baby bei sich trug. Wir konnten nur den Alarmknopf betätigen und warten. Die Mutter stand zitternd in der Ecke, umklammerte ihr Kind, hyperventilierte und war überzeugt, jeden Moment sterben zu müssen. Ich tat mein Bestes, um sie zu beruhigen. Es war hart, aber es hat an meiner Nichtphobie nichts geändert. Auch die Paternoster-Fahrten im Kölner Hansa Hochhaus, in dem ich einige Jahre unterrichtete, machten mir Spaß, während viele meiner VHS-Schüler das Ding offenbar für lebensgefährlich hielten. Genau wie die Waldmaus gab mir der Paternoster das kostbare Gefühl, endlich mal keine Angst zu haben. Mit Mut hat das nichts zu tun, hier klappt einfach die realistische Einschätzung von Gefahren, die mir sonst oft nicht gelingt. Wer sich für die vielen schönen Phobie-Fachausdrücke interessiert, dem sei Wolfgang Schmidbauers »Das Buch der Ängste« ans Herz gelegt. Auch im Internet gibt es spannende Phobienlisten.

Zu den bekanntesten Tier-Phobien gehört sicher die Arachnophobie, die Furcht vor Spinnen. Ich kenne jede Menge Opfer. Selbst meine ansonsten angstfreie Schwester stürmt sofort aus dem Zimmer, wenn sie eins dieser Tierchen entdeckt, und leider werden auch immer wieder zum Teil schwere Autounfälle durch Spinnenpanik verursacht. Viele Menschen haben Angst vor eigentlich harmlosen Dingen, doch sie leiden nicht besonders darunter, sonst würden sie wahrscheinlich etwas daran ändern. Personen mit Spinnenphobie lassen die Biester halt von anderen einfangen, Personen mit Aufzugphobie nehmen die Treppe. Sie schaffen es, ihrem Furchtobjekt aus dem Weg zu gehen, ohne dabei aufzufallen: Vermeidung statt Konfrontation. Nur wenn man sich nichts sehnlicher wünscht, als einen Tarantel-Züchter zu heiraten, sieht die Sache anders aus. Wenn der Leidensdruck groß genug ist, wird man versuchen, die Phobie los zu werden, etwa mithilfe einer Therapie oder mit guten Selbsthilfe-Ratgebern. Die meisten spezifischen Phobien lassen sich eigentlich ganz gut behandeln. Durch Konfrontation oder Exposition, also dadurch, dass man sich dem Gefürchteten bewusst aussetzt, kann man sie sich abtrainieren. Schlimmstenfalls fährt man den ganzen Tag Aufzug oder setzt sich in einen Raum voller

Schlangen. Das nennt man Flooding, Überflutung. Irgendwann wird der Angsthöhepunkt überschritten, und die Angst nimmt von selbst ab. Mit etwas Glück ist man danach für immer gefeit. Ich kenne mehrere Leute, bei denen diese Methode wunderbar funktioniert hat. Es gibt zwei Arten der Exposition: die langsame, allmähliche Desensibilisierung, bei der man schrittweise vorgeht, sozusagen vom Spinnlein zur Tarantel, und die brachiale Methode, bei der man sich von Riesenspinnen bekrabbeln lässt. Angeblich wirkt die zweite Methode besser und nachhaltiger, auch wenn sie höchst unangenehm ist. Als Angstcharakter tendiert man eindeutig zur ersten Variante. Lieber erst zaghaft probieren! Doch halbherzige Versuche können im Gehirn als Versagen abgespeichert werden, und dann hat man die Störung nur verstärkt statt sie loszuwerden.

Ärzte und Pockenviren

Ich habe, was Phobien betrifft, großes Pech. Meine stärksten Ängste gehören in den Bereich der medizinischen Phobien. Ich fürchte mich vor Intensivstationen, Operationen, Krebs, Alzheimer, Schlaganfällen, Sterben und Tod. Die Furcht vor Ärzten heißt Iatrophobie, und ich finde sie genau wie die Nosokomephobie, die Furcht vor Krankenhäusern, äußerst realistisch und kein bisschen übertrieben. Vor Impfungen dagegen fürchte ich mich nicht. Ich bin komplett durchgeimpft, selbst gegen Schweinegrippe, denn ich finde die Krankheiten viel schlimmer als den kleinen Piks. Furcht vor Spritzen kann übrigens zu eindrucksvollen Kreislauf-Synkopen führen, das heißt, die Patienten fallen tatsächlich in Ohnmacht. Dann hat auch der Arzt Stress, obwohl er auf der richtigen Seite der Nadel steht. Ich habe nur mit der Pockenimpfung ein Problem. Die bekam ich als Kind nicht, weil meine Mutter Angst davor hatte, und für Erwachsene ist sie in der Tat nicht ungefährlich. Ich hoffe daher inbrünstig, dass es in Zukunft keinen neuen Pockenausbruch gibt!

So richtig kann ich mir bei meinen Kernängsten leider weder Exposition noch Flooding vorstellen. Ich kann Operationen nicht üben, und ich kann auch nicht durchspielen, dement oder tot zu sein. Ich glaube nicht, dass es mir helfen würde, eine Woche im Operationssaal oder im Sezierraum zu verbringen, mir stundenlang OP-Filme anzusehen oder jemanden an mir herumschnippeln zu lassen. Das wäre Folter!

Ich habe bisher nur eine medizinische Phobie deutlich lindern können: meine Dentophobie. Meine jetzige Zahnärztin ist so gut, dass ich im Laufe einer langwierigen Behandlung meine Extremfurcht verloren habe. Den roten Kopf, das Korallenhalsband und die Krampfschultern habe ich zwar immer noch, und ich muss auch das Spülglas noch dauernd austrinken, doch ich fühle mich besser. Ich rase vorher nicht mehr nonstop aufs Klo und schrecke auch nachts nicht mehr hoch, weil ich den Bohrer im Mund spüre. Als Kind war meine Angst so groß, dass ich jahrelang mit faulen Schneidezähnen herumlief. Vom Schulzahnarzt bekam ich immer nur die rote Karte. Ich wurde entweder in der Schule zwangsbehandelt oder mit Gewalt zum Dorfzahnarzt geschleift. Auf dem Stuhl aalte ich mich sofort in den Fußbereich. Wahrscheinlich wird man deshalb immer so weit nach hinten gekippt? Mein persönliches Flooding fand im Rahmen einer Wurzelbehandlung statt. Es war zwar scheußlich, stundenlang mit zwirbelnden Instrumenten im Mund dazu-

sitzen, doch die neue, sehr einfühlsame Zahnärztin erklärte mir alles genau, und sobald es mir zu viel wurde, hob ich die Hand, und sie machte eine Pause. Mit meiner Zahnarzt-Odyssee könnte ich Bücher füllen. Offenbar geht es vielen Menschen ähnlich: 60 bis 80 Prozent der Allgemeinbevölkerung geben zu, unter dieser Angst zu leiden, 5 bis 20 Prozent haben sogar eine echte Phobie. Für Zahnarztfürchter gibt es eine tolle Website, auf der man sich alles Angstmachende ansehen und anhören kann. Am Anfang reagierte ich schon auf die Geräusche mit Stress. Probieren Sie es mal, die Website heißt »Aubacke«. Mir ist in über fünfzig Jahren nur ein Mensch begegnet, der gern zum Zahnarzt ging: Marita hatte kerngesunde Zähne und war unsterblich in ihren Zahnarzt verliebt. Ich fürchte zwar, dass meine Dentophobie jederzeit wieder aufflammen kann, doch momentan bin ich zufrieden mit mir. Mittels professioneller Zahnreinigung »übe« ich jetzt drei Mal im Jahr, mich »behandeln« zu lassen. Nur zu empfehlen!
Als ängstlicher Mensch habe ich eine meterhohe Schmerzgrenze. Erst wenn die Qualen unerträglich werden, begebe ich mich in die Höhle des Löwen. Unbedingte Voraussetzung für die Überwindung jeder Arzt-Phobie ist leider ein guter, einfühlsamer Arzt, was die Störung schwer behandelbar macht. Einen Orthopäden mit angstlindernder Wirkung habe ich trotz intensiver Suche bisher nicht gefunden. Den Fachbegriff für Orthopäden-Furcht kenne ich nicht. Orthophobie heißt sie jedenfalls nicht, das ist die Angst vor Eigentum, unter der ich überhaupt nicht leide. Selbst den ruppigsten Orthopäden gegenüber zeige ich meine Gefühle deutlich, doch offenbar halten sie mich nur für zickig. Vor Spritzen ins sterile Kniegelenk bin ich tagelang krank. Manchmal schöpfe

ich Hoffnung: Die Praxis von Nr. 6 war nobel, die Wartezeit akzeptabel, die Patienten erstaunlich jung. Doch zwischen den durchtrainierten Sportlern war die nicht privat versicherte, glühende Person mittleren Alters völlig fehl am Platz. Wenn Nr. 6 gewusst hätte, wie viel Mut ich benötigte, um freiwillig in seine Praxis zu kommen, hätte er mir die hohen IGeL-Zahlungen bestimmt sofort erlassen. Als Angstopfer lässt man sich zu diesen individuellen Gesundheitsleistungen, die von den Krankenkassen nicht erstattet werden, natürlich besonders leicht überreden. Nr. 7 ist mitleidslos, daher suche ich weiter. Meine Selbstdisziplin in Orthopädiepraxen ist übermenschlich! Das bedauernswerte Wesen, das nach drei Stunden Warten auf der Liege zittert, ist tougher als Superwoman!

Die Zeiten sind hart. Aids, EHEC, SARS, Schweine- und Vogelgrippe, heimtückische Viren und multiresistente Keime lauern überall. Vielleicht schaffe ich es ja mit sehr viel Glück, ohne Operationen, Krebs und Demenz durchs Leben zu kommen, aber ich werde es todsicher nie schaffen, nicht zu sterben. Die Furcht, unheilbar krank, im Alter oder sogar schon vorher zum hilflosen Pflegefall zu werden, in wirtschaftliche Not zu geraten oder meinen Partner zu verlieren, werde ich auch nicht so richtig los. Diese lästigen Ängste kann man sich nicht abtrainieren wie eine Geckophobie, man kann nur versuchen, sie weniger ernst zu nehmen. Manchmal wünsche ich mir, ich könnte einige Ängste umtauschen. Gern gegen eine Tierphobie! Ich fasse selbst die fetteste, haarigste Spinne an. Unser Haus ist enorm spinnenfreundlich. Ich entferne die Tiere nur, wenn mein extrem kurzsichtiger Mann sie mit bloßem Auge erkennt, also etwa bei Handtellergröße. Das einzige Tier, das mich irritieren würde, wäre ein geifernder Kampfhund im Schlafzimmer.

Aber das wäre eine angemessene Reaktion auf eine real existierende Gefahr. Auch gegen eine Aufzugphobie würde ich meine medizinischen Ängste gern eintauschen. Ich würde schon allein wegen meiner kaputten Knie alles tun, um diese Phobie schnell wieder loszuwerden.

Gelegentlich überrasche ich mich übrigens selbst. Die Terrorwarnungen im letzten Winter konnten mich nicht davon abhalten, meine geliebten Weihnachtsmärkte zu besuchen, auch wenn sämtliche Freundinnen partout nicht mitkommen wollten, weil sie Anschläge fürchteten. Auch mit Dioxin in Lebensmitteln habe ich nichts am Hut. Die Mengen, die ich verzehren müsste, um wirklich ein Problem zu bekommen, sind immens. So viele Eier und Hühnchen kann kein Mensch essen! Auch sämtliche Ängste, die mit Aberglauben zu tun haben, machen mir nichts. Ich bezog schon als Studentin freiwillig das schöne Zimmer 13, unsere Hausnummer ist 1313, und Freitag, der 13., schwarze Katzen oder aufgestellte Leitern tun mir auch nichts. Ein Kommilitone klinkte mal völlig aus, als ich meinen Schirm in seinem Flur aufspannen wollte: »Das bringt Unglück!« Es ist zum Auswachsen. Ich habe offenbar genau die falschen Phobien.

Fahren, Fliegen und Reisen

Dummerweise habe ich eine hartnäckige Fahrphobie, obwohl ich eine Konfrontation hinter mir habe, die höchst vielversprechend begann. Nach dem Ende einer unglücklichen Beziehung war ich so außer mir, dass ich meinem Ex beweisen wollte, dass ich alles konnte. Die Wut setzte meine Furcht sozusagen außer Kraft. Ich meldete mich in der Fahrschule an und tat genau das, was ich mich bisher nie getraut hatte. Ich fuhr den Fahrschul-Golf nicht zu Schrott, verursachte keinen Unfall und knallte gegen keinen Baum. Ich überholte Laster, parkte ein und aus, bewältigte Autobahnen, Tunnel und Stadtverkehr. Mein geduldiger Fahrlehrer hatte Nerven aus Stahl und wirkte wie ein doppelter Angstlöser. Sowohl die theoretische als auch die praktische Fahrprüfung bestand ich beim ersten Anlauf. Der Prüfer war ein sehr unangenehmer Kerl. Ich war als Zweite dran, was mir zunächst ganz lieb war. Doch meine selbstsichere Vorgängerin übersah eine rote Ampel, fiel durch und saß danach laut schluchzend hinter mir. Keine Ahnung, wieso sie versagte und nicht ich.

Doch es war kein echter Sieg. Ohne Fahrlehrer geriet ich so in Panik, dass ich es außer einer einzigen Albtraumfahrt nie wieder versuchte. Diese Furcht hat viele Namen: Autofahrphobie, Fahrphobie, Fahrangst und Amaxophobie. Möglicherweise ist sie eine häufige Störung, doch man spricht nicht gern darüber. Betroffene fürchten sich vor ganz unterschiedlichen Dingen. Manche werden sofort ruhig, wenn jemand mitfährt. Andere fürchten vor allem Autobahnen, Tunnel, Parkhäuser, unbekannte Strecken, Schnee, Eis oder Fahren im Ausland. Bedrohliche Situationen, wie Fahren bei Nebel, Dunkelheit, Stau, Hitze, in Großstädten oder einsamen Gegenden, werden tunlichst vermieden. Schlimmstenfalls wird das Fahren ganz eingestellt, wie bei mir. Dummerweise halte ich meine Angst für absolut berechtigt: Autos sind potenzielle Mordwaffen, und ich kann damit nicht umgehen! Könnte ja sein, dass ich Gaspedal und Bremse verwechsle und eine Massenkarambolage verursache. Und was ist mit all den Betrunkenen, die gerade mit der eifersüchtigen Freundin telefonieren und mich rammen? Ich habe diese Phobie leider (noch) nicht in den Griff bekommen. Mein Stress beginnt schon, wenn ich mir vorstelle zu fahren. »Vorausschauende Angst« nennt man das. Im Grunde habe ich Angst davor, die Kontrolle zu übernehmen, und fühle mich überwältigt von all den vielen Dingen, die man beim Fahren gleichzeitig beachten muss. Ich weiß, dass es Fahrschulen gibt, die auf Problemfälle wie mich spezialisiert sind, und dass die Verhaltenstherapie bei Fahrangst meist erfolgreich ist. Trotzdem habe ich keine Hilfe gesucht. Mein Leidensdruck ist offenbar nicht groß genug. Zudem werde ich immer älter und langsamer, und auch meine Gonarthrose wird durchs Fahren bestimmt schlimmer.

Vielleicht bin ich genetisch vorbelastet, denn meine Mutter setzte sich selbst als Beifahrerin nur unter Zwang ins Auto. Meistens stehe ich zu meiner Angst, doch manchmal schäme ich mich. Erst neulich kreischte eine Bekannte: »Wie, du kannst nicht fahren? Das kann doch jeder! Da musst du dich zusammenreißen! Wenn du genug Fahrpraxis hast, geht das schon!« Sie sah mich an wie ein ekliges Insekt. Ich falle wohl nur auf, weil ich meine Phobie zugebe. Es gäbe genug Notlügen: Autos sind zu teuer! In der Stadt kommt man auch so überall hin! Das Schlimme ist, dass ich weiß, dass ich es könnte, sonst hätte ich die Fahrprüfung ja nicht bestanden. Tröstlich, dass es auch prominente Opfer gibt, z. B. Ray Bradbury, Quincy Jones und Albert Einstein. Wahrscheinlich gibt es viele Leidensgenossen, aber alle mir bekannten Nichtfahrer haben Gründe: Sie sind sparsam, zu alt, sehbehindert, Ökos oder fahren lieber Fahrrad. Auch nicht das sicherste Verkehrsmittel, aber über Fahrradphobie finde ich nichts.

Ausgerechnet der Science-Fiction-Autor Ray Bradbury litt zur allgemeinen Verwunderung auch an Aviophobie und bestieg erst mit 63 sein erstes Flugzeug. In seinen Mars-Chroniken schickt er Menschen mit Raketen ins All! In einem Interview berichtete er, dass seine Flugphobie früher oft zu unschönen Szenen führte, weil er die Stewardessen förmlich auf Knien anbettelte, ihn aussteigen zu lassen. Später soll er gern geflogen sein. Seine Autoangst dagegen blieb bestehen. Übrigens ist Autofahren statistisch wirklich viel gefährlicher als Fliegen. Flugangst ist eine weitverbreitete Angst. Angeblich leiden daran etwa 20 Prozent der Deutschen. Die besten Gegenmittel: immer wieder fliegen oder eine Verhaltenstherapie machen. Mich schrecken Flugzeuge auch nach mehreren unangenehmen Erfahrungen nicht. Auf dem Rückflug aus den USA geriet unsere Maschine plötzlich in ein Unwetter. Ich bemerkte erstaunt, dass ich keinerlei Panik empfand. Vielleicht, weil ich an der Situation nichts ändern konnte? Ich gab die Verantwortung einfach ab. Auch der Flug, bei dem wir wegen eines ausgefallenen Triebwerks umkehren und die Frau hinter mir sich mehrfach übergeben musste, hat an meiner positiven Haltung nichts geändert. Seitdem habe ich allerdings Angst, dass es jemandem hinter mir schlecht werden könnte. Ich kenne viele Menschen mit Aviophobie. Mein Schwager fliegt nur vollgestopft mit Beruhigungsmitteln, und einer meiner Professoren hatte so große Panik, dass er vorzeitig aus dem Kino wankte, als er sich mit der Familie »Die Möwe Jonathan« ansehen wollte. Unser Freund Bernd verlor seine Flugangst schlagartig, als ihm der Pilot im Cockpit glaubhaft versicherte, dass auch er heil den Zielflughafen erreichen wolle. Bernd hat auch sonst eher ein Problem damit, die Kontrolle abzugeben, während ich wie gesagt ein Problem damit habe, die Kontrolle zu übernehmen. Besonders übel wird es, wenn Höhenangst und Flugangst zusammentreffen.

Ich hoffe, dass ich weiterhin von beiden verschont bleibe. Mir reichen meine anderen Ängste! Ich stelle mich daher auf steilen Klippen gern ganz nah an den Rand und starre berauscht in die Tiefe und genieße beim Fliegen vor allem den Start mit allen Sinnen. Diese absolut angstfreien Momente sind die positiven Entsprechungen zu den oft so schmerzhaft erlebten Panikanfällen. Manchmal stelle ich mir sogar vor, wie ein Adler zwischen den Wolken zu gleiten und aus sicherer Entfernung auf meine Probleme herabzublicken. Als Pilotin wäre ich eine Katastrophe. Als Selbstfahrerin auch.

Ängstliche Menschen haben oft Probleme mit Neuem und mit Veränderungen. Fremdes und Ungewohntes macht ihnen Angst. Dazu gehört auch das Verreisen an unbekannte Orte. Manche fahren zwar in Urlaub, aber immer ins selbe Dorf. Sie wohnen stets im selben Hotel, möglichst sogar im selben Zimmer. Sie können auf ihre vertrauten Gewohnheiten und Alltagsrituale nicht verzichten, denn alles Neue bedeutet für sie Risiko und Bedrohung. Verändert sich der Urlaubsort, ist das für sie eine Katastrophe. In vielen Internetforen und Chatgruppen findet man Hilferufe von Menschen, die schlimme Reiseangst haben und sich nicht trauen, darüber zu reden. Am Urlaubsziel bekommen sie Panikanfälle und fühlen sich höchst unwohl. Manche erfinden abstruse Gründe, um nur ja nicht reisen zu müssen. Eine gemäßigte Form der Reiseangst kenne ich gut. Ich finde Reisen zwar faszinierend, aber es fällt mir leider äußerst schwer, mich von zu Hause loszureißen. Das Weggehen ist total stress- und angstbesetzt. Während mein Mann schon Wochen vorher begeistert Reiseführer wälzt, plagen mich fürchterliche Zweifel. Möglicherweise ist die Hodophobie eine Variante der Fahrangst, vielleicht gehört sie aber auch in den Bereich der Trennungs- oder Verlustängste. Ich finde sie lästig, aber ich lasse mich nicht unterkriegen. Meine Mutter hatte übrigens eine schwere Reisephobie. Sie war während ihrer 60-jährigen Ehe nur drei Mal von zu Hause fort und lebte 88 Jahre im selben Dorf. Ich empfinde immer eine merkwürdige Mischung aus Reiselust und Reisefrust. Es gibt etliche gute Gegenargumente: Ich bin nur zu Hause sicher! Woanders habe ich bloß Verstopfung und Bauchkrämpfe! In den USA war ich mal eine Woche verdauungslos und hatte Angst zu platzen. Die Lösung: genug Leinsamen, Trockenpflaumen und Kleie-Müsli. Egal, was die Leute denken, ich löffele morgens meine Tagesration. Seitdem bin ich die Sorge los, im Urlaub Darmverschluss zu bekommen.

Trotzdem befällt mich vor der Abreise große Unruhe bis hin zur Schlaflosigkeit, ich schreibe lange Listen, Abschiedsbriefe, ein Update meines Testaments, lege meine Buchprojekte heraus, damit ich zumindest posthum berühmt werde, packe Koffer ein und aus und trage eine gigantische Reiseapotheke zusammen. Ich versuche, mich auf alle Eventualitäten vorzubereiten und rödele, bis mein armer Mann mit den Füßen scharrt. Schreckensszenarien schießen mir durch den Kopf: Riesenstaus, Massenkarambolagen, Auto kaputt, Gepäck weg, Flug storniert, Kreditkarte gesperrt, Hotel mit Kakerlaken oder Salmonellen, daheim Einbruch und Feuersbrunst.

Meine größten Ängste betreffen die Katzen. Leider bekommen sie am Abreisetag immer Durchfall oder Erbrechen, möglichst mitten aufs Telefon oder Keyboard, damit ich noch richtig Stress habe. Endlose Sorgenketten beim letzten Kontrollgang: Ist genug Futter, Wasser, Streu da? Weiß die Katzensitterin, dass wir fahren? Schnell noch eine SMS und Mail und seitenlange Anweisungen.

Außerdem erwarte ich morgens und abends Updates über meine Tiere. Unsensible Sätze wie »Heute keinen gesehen« oder »Unglück im Flur passiert« rauben mir in der Fremde nachhaltig den Schlaf. Manchmal schickt sie mir tagelang gar nichts. »Handy verlegt!« Dann werde ich äußerst unruhig. Glücklicherweise flaut die Angst erfahrungsgemäß nach hundert Kilometern Entfernung von Haus und Katzen ab, um am Zielort zumindest tagsüber zu verschwinden. Nur abends zähle ich dann doch heimlich die Tage. Mein Reisefieber ist wohl vor allem Trennungsangst. Doch da ich meinen Mann inniger liebe als Haus, Tiere und Garten zusammen, fahre ich mit. Es ist wunderschön, mit ihm zu reisen, aber länger als zehn Tage bleibe ich nicht weg. Mein äußerster Kompromiss! Falls auch Sie unter Reiseangst leiden: Lassen Sie sich nicht unterkriegen. Halten Sie die schreckliche Vor-Angst aus. Es gibt so viel Schönes zu entdecken, und die magischen Momente nachher sind den Stress vorher tausendmal wert.

Seit ich einmal seekrank war, habe ich leider eine gemäßigte Angst vor Fähren und Schiffen. Das schlimmste Erlebnis hatte ich dummerweise nach einer rauen Überfahrt beim Einlaufen in den Hafen, an Deck, bei Gegenwind. Seitdem bleibe ich unter Deck, möglichst in Schiffsmitte oder in der Kabine. Bei ruhiger See macht das Reisen mir nach wie vor Spaß. Das ändert sich allerdings schlagartig, wenn das Schiff schlingert und mein Magen sich umkehrt. Am liebsten würde ich mich in die Tiefe stürzen, aber ich kann bei starkem Seegang ja nicht laufen. Sobald das Schiff anlegt, ist der Spuk übrigens vorbei. Ehrenwort! Es gibt einige sehr gute Mittel gegen Seekrankheit: frische Ingwerwurzel, Akupressur-Armbänder und diverse Medikamente. Von der Angst lasse ich mich nicht kleinkriegen! Auch wenn die blöde

Fähre 16 Stunden braucht, denn unsere Tochter lebt in Newcastle. Mich tröstet, dass selbst Lord Nelson zeitlebens von Seekrankheit geplagt wurde. Als Kind litt ich übrigens sehr stark unter Kinetose, das ist der Fachbegriff für sämtliche Reisekrankheiten. Symptome sind Blässe, Kopfschmerzen, Schwindel, Übelkeit und Erbrechen. Ich hatte immer schon vorher schrecklichen Stress. Die Beschwerden hörten erst auf, als ich vorn sitzen durfte. Hinten wird mir immer noch mulmig. Vorsicht: Lesen verstärkt die Kinetose.

Selbst Menschen, bei denen man es nie vermuten würde, können an Angststörungen leiden, z.B. die sogenannten Workaholics. Sie hören nie auf zu arbeiten und sich zu stressen. Sobald sie eine Aufgabe erledigt haben, ballern sie sich mit der nächsten zu. Ich kenne mehrere Personen, die Riesenprobleme bekommen, sobald sie ein bisschen freie Zeit haben. Vielleicht ist auch hier Angst im Spiel. Eine dieser Freundinnen bezeichnet sich als »stress-süchtig«. Sie braucht den hohen Stresspegel. Ich dagegen bin absolut »stress-vermeidend«, mich macht es schon nervös, wenn ich höre, was sie alles macht. Sie lässt sich in ihrer Freizeit übrigens häufig bei Ärzten durchchecken. Angst vor bestimmten Krankheiten, etwa Krebs oder Aids, heißt Monopathophobie. Die Angst, krank zu sein, heißt Nosophobie. Hat Karla alles nicht. Sie fühlt sich topfit. Aber so viel Durchchecken kann nicht normal sein. Vielleicht ist es eine Art Angstprophylaxe, eine Vorversicherung, damit auch ja nichts passiert? Über mich macht sie sich lustig. Ich habe nämlich eine Durchcheck-Phobie. Am Ende finden die ja wirklich was! Gesund ist schließlich nur ein anderes Wort für nicht ausreichend untersucht.

Schwarzmeer und Schaukelsturz

Es gibt eine Angst, die macht klein,
die macht einen krank und allein.
André Heller, »Angstlied«

In meiner frühen Erinnerung war die Angst immer da. Ich trieb im schwarzen Angstmeer. Unter mir kreisten Kraken und Haie, die mich in die Tiefe reißen wollten. Natürlich täuscht meine Erinnerung. Es ist gar nicht möglich, immer und überall Angst zu haben! Es gab Inseln im Angstmeer: bei meinen Tieren, in Büchern und in der Natur fand ich Ruhe. Aber woher kam die übermächtige Angst? Auf den ersten Blick passte ich nicht in meine Familie. Hier war jeder stolz darauf, keine Angst zu haben. Angst war etwas für Schwächlinge und Memmen, für Weicheier und Feiglinge. Wer Angst hatte oder zeigte, besaß keine Haltung und keine Disziplin, war feige und lebensuntüchtig. Dabei gab es die Angst auch in unserer Familie, sie hatte nur andere Namen: Sorge, Nervosität, Aufregung, Empörung, Ärger, Wut. Auch meine Eltern hatten Angstprobleme. Sie lebten in jeweils eigenen Welten und betrachteten das Leben aus extremen Blickwinkeln. Der Blick meines Vaters richtete sich enttäuscht und zornig in die Vergangenheit, der meiner Mutter war sorgenvoll auf zukünftige Katastrophen fixiert. Meine Schwester hatte nur Angst vor Spinnen und Langbeinen. Angst und Furcht wollte bei uns keiner haben. Nur bei mir konnte sie sich ungehindert und für alle sichtbar ausbreiten. Meine Tränen konnte ich allerdings kontrollieren. Ich war zwar ein Hasenherz, aber keine Heulsuse. Weinen bedeutete nämlich ebenfalls Mangel an Disziplin und Haltung. Wie befreiend Tränen sein können, erfuhr ich leider erst als Erwachsene. Aggression und Wut empfand ich als Kind fast nie, nicht mal Ärger oder Enttäuschung. Ich wurde nur traurig und zog mich zurück, passenderweise am liebsten zu den Kaninchen in den Keller. Meine Familie versuchte zwar, mich zu beschützen, doch das Feindliche kam nicht von außen, sondern von innen. Es waren gefährliche Nächte, mit denen ich es als kleines Kind aufnehmen musste. Die Angst ließ sich nur aushalten, wenn Mutti oder Oma da war. Oft wurde ich wach, schlich nach unten und horchte, ob meine Eltern noch lebten, und ging wieder ins Bett, nur um bald darauf den nächsten Angstschub zu bekommen.

Mit sechs hatte ich meinen ersten Panikanfall. Ich hatte schlecht geträumt, war zu meinen Eltern ins Bett gekrabbelt und dort eingeschlafen. Als ich wach wurde, hatte mich die Kälte gepackt. Kroch von unten durch die Zehen in die Beine, vereiste den Unterleib, umklammerte das Herz, das sich entsetzt zusammenkrampfte. Ich konnte mich nicht mehr regen. Schweiß brach mir aus allen Poren, mein Herz begann wild zu hämmern. »Jetzt muss ich sterben«, dachte ich. »Gleich bleibt mein Herz stehen!« Hier, zwischen meinen Eltern, die offenbar nichts merkten und mich irgendwann steif und tot vorfinden würden. Ich wollte sie wecken, doch mein Mund blieb stumm. Arme und Beine kribbelten, als liefen Ameisen unter der Haut hin und her, wurden taub und lagen neben mir, als gehörten sie mir nicht. Nur im Kopf war ich lebendig und musste ertragen, wie mein Körper langsam abstarb. Das Pulsen, Dröhnen und Rauschen wurde immer lauter, bis ich nur noch mein Blut hörte. Mein Herz war ein stechendes Messer. Ich wollte schreien und bekam keinen Ton heraus. Irgendwann schaltete mein Vater das Licht an. Mutter beugte sich erschrocken über mich. Ich war ganz steif. Vater trug mich ins Wohnzimmer. Es war mitten in der Nacht, meine Mutter rief den Arzt. Langsam ging es mir besser. Das Licht brannte. Meine Eltern waren da. Ich war nicht tot. Sie hatten mich in letzter Minute gerettet. Die Taubheit verschwand, mein Mund fühlte sich zwar trocken an, aber die Zunge gehorchte mir wieder. Ich konnte wieder schlucken und sprechen. Ich bekam etwas zu trinken und wurde von sanften Armen geschaukelt. Meine Eltern waren besorgt. »Muss ich sterben?«, stammelte ich. »Muss ich ins Krankenhaus?« Sie versuchten mich zu beruhigen, aber sie wussten nicht weiter. Der Arzt kam, untersuchte mich, gab mir eine Spritze und flüsterte leise mit meinen Eltern. Zuerst musste abgeklärt werden, ob mit meinem Körper alles in Ordnung war. Bestimmt würden sie was Schlimmes finden! Es folgten Besuche beim Kinderarzt und im Krankenhaus, Untersuchungen, Blutbilder, Tests. Das Herz war es nicht, auch wenn es sich so angefühlt hatte, denn das, was mit mir passiert war, bezeichnete man früher nicht zu Unrecht als Herz-Angst-Anfall. Ich glaube nicht, dass unsere Landärzte diese Diagnose kannten. Ich hatte wochenlang Angst, dass sich der Anfall wiederholen könnte. Da war er zum ersten Mal, der später so vertraute Teufelskreis: die Angst vor der Angst. Es folgten weitere Angstschübe, doch sie waren weniger dramatisch. Sie kamen vor allem nachts. Dieses Muster haben sie bis heute beibehalten.

Als ich sieben war, zog mein Adoptivschwesterchen Nana bei uns ein. Ich war überglücklich. Die schlimmen nächtlichen Attacken hörten auf und wichen einer Art Dauerangst. Da ich weiter schlecht schlief, schickte uns der Kinderarzt zur Erziehungsberatungsstelle. Kindertherapeuten gab es damals auf dem Land nicht. Wir gingen in ein Haus mit freundlichen Erwachsenen und vielen Spielsachen. Mutter erzählte von meinen »Anfällen« und meiner Angst vor der Dunkelheit. Ich malte Bilder, machte Intelligenztests und beantwortete peinliche Fragen. Es gab kleine Puppen, die ich aufstellen sollte. Das Püppchen, das mich selbst darstellte, saß weit weg von den anderen, direkt neben dem Krokodil. Es gab sogar Puppen, die richtig nackt waren. Nein, es hatte keine sexuellen Übergriffe gegeben. Ein Trauma konnte man auch nicht erkennen. Vielleicht war das Kind überfordert? Eifersüchtig auf das Schwesterchen? Gab es Spannungen in der Ehe oder einschneidende Veränderungen? Den Tod der Großmutter, doch darauf hatte das Kind gefasst reagiert, nicht geweint, keine Fragen gestellt. In der Schule kam es gut mit, war nur zu still. Angst vor den Lehrern? Aber das war ja normal! Es gab nichts Auffälliges. Die Leute von der Erziehungsberatungsstelle meinten: »Einschulung, neues Geschwisterchen, vielleicht zu viele Veränderungen auf einmal?« Keiner verstand damals meine stummen Hilfeschreie. Vor dem großen Panikanfall war nämlich etwas Unvorstellbares passiert.

Ich trug schwer an einer Schuld, die sich tief eingebrannt hatte, obwohl sie gar keine war.

Der »Unfall« passierte 1961, an einem warmen Spätsommertag. Ich besuchte mit Oma Verwandte, spielte mit anderen Kindern im Garten und saß auf der Schaukel. Meine Cousine rief: »Du traust dich ja doch nicht! Angsthase, Pfeffernase!« Da war ich mutig, stellte mich auf die Schaukel und ließ die Seile los. Ich weiß noch, wie ich stürzte, aufschlug und alles schwarz wurde. Als ich wieder zu mir kam, nahm ich die Welt zunächst nur verschwommen wahr. Übelkeit, Brechreiz, Würgen. Oma trug mich nach Hause. »Ich kann dich nicht mehr richtig sehen!«, weinte ich. »Bin ich jetzt blind?« Auch Oma weinte. Der Arzt verordnete Bettruhe. Mutter setzte es auf ihre Weise um: Das Kind hatte eine schwere Gehirnerschütterung erlitten und musste mehrere Wochen lang flach auf der Couch im abgedunkelten Wohnzimmer liegen. Es schwebte in Lebensgefahr! Offenbar hat es meine Mutter damals tatsächlich als so bedrohlich empfunden. Ich hatte Kopfschmerzen, aber vor allem hatte ich Angst. Als ich versuchte, heimlich aufzustehen, fiel ich zurück aufs Sofa und blieb mit wild klopfendem Herzen liegen. Dass ich meinen Körper nicht kontrollieren konnte, versetzte mich in Schrecken. Konnte ich nie mehr laufen? Würde mir immer so schwindelig sein?

Als ich endlich aufstehen durfte, war die Welt noch gefährlicher geworden, und eine folgenreiche Verknüpfung, die sich durch unbedachte Äußerungen der Erwachsenen immer mehr verstärkte, setzte sich allmählich in meinem Kopf fest. Oma hatte mich kein einziges Mal besucht. War sie böse auf mich, weil ich unvorsichtig gewesen war? Wollte sie mich jetzt nicht mehr sehen? War Mutti böse auf sie, weil sie nicht gut auf mich aufgepasst hatte? Wenn ich nach ihr fragte, bekam ich ausweichende Antworten. Oma war krank. Als man mich für stabil genug hielt, erfuhr ich, wie krank sie war. Sie hatte Leberkrebs. Nicht ich lag im Krankenhaus, sondern sie. Der Krebs war ausgebrochen, weil ich von der Schaukel gefallen war. Nicht ich musste sterben, sondern sie. Es hätte mir sicher geholfen, wenn jemand gesagt hätte: »Du bist ganz bestimmt nicht schuld! Das wäre auch passiert, wenn du nicht gefallen wärst!« Doch das sagte leider keiner. Offenbar dachten die Erwachsenen damals wirklich, dass die Aufregung nach meinem Sturz den Krebs ausgelöst hätte. Oma hatte am gleichen Tag Geburtstag wie ich, uns verband ein Band, das enger nicht sein konnte. Ich besuchte sie und fühlte mich elend,

weil sie fremd aussah und komisch roch, weil ich mich vor Krankenhäusern fürchtete und nicht wagte, sie anzufassen. Ich war so verschüchtert, dass ich am liebsten im Erdboden versunken wäre. Die kranke alte Frau machte mir Angst, und ich schämte mich. »Setz dich doch zu mir aufs Bett«, bat sie leise. »Du bist doch mein Kind!« Ich war ihr Liebling, und bisher war ich immer stolz darauf gewesen. Sie griff nach meiner Hand, und ich saß verlegen auf dem harten Bett. In meiner Erinnerung war das ihr letzter Satz, was sicher nicht stimmt. Sie wird sich liebevoll von mir verabschiedet haben. Doch daran erinnere ich mich nicht. Omas Kind versagte kläglich. Es wrang hilflos sein Taschentuch und sah sie nicht an. Danach war Oma so sterbenskrank, dass ich nicht mehr mit ins Krankenhaus durfte. Ich wurde zu meiner anderen Oma geschickt, denn meine Mutter zog ins Krankenhaus. Sie war auch dort, als Oma starb.

Man wollte mich schonen und nahm mich nicht mit zur Beerdigung. Vielleicht war es besser für mich, aber so konnte ich leider nie richtig Abschied nehmen. Kinder fühlen sich oft verantwortlich für Dinge, an denen sie keine Schuld tragen. Es ist ein geheimes Gefühl, über das sie nicht sprechen. Sie glauben, schuld daran zu sein, dass ihre Eltern sich trennen oder nicht mehr lieben. Sie glauben, sie hätten nicht genug getan, um das Unheil abzuwenden. Manchmal glauben sie sogar, sie hätten ihre Oma umgebracht. Diese Schuld kann jahrzehntelang anhalten. Kinder verknüpfen oft Ereignisse, die nichts miteinander zu tun haben, übernehmen dafür die Verantwortung und sind dann heillos überfordert. Ich stellte mir vor, wie dunkel und kalt es im Sarg war, hatte Angst, sie würde frieren und sich allein fühlen. Am liebsten hätte ich Oma ausgegraben. Meine Mutter trauerte sehr und weinte oft. Ich weinte nie. Später habe ich auch darunter gelitten und mich für hartherzig gehalten. Dass kleine Kinder zu diesen komplexen Reaktionen gar nicht fähig sind, wusste ich lange nicht. Es hat mich erleichtert und getröstet, als ich darüber in Fachbüchern mehr las.

Kinder trauern anders. Im Grunde trauert jedes Kind anders. Vielleicht waren die Panikanfälle meine Art zu trauern? Ich hatte Oma lieb, auch wenn ich es ihr nie zeigen konnte. Zum Trost habe ich Oma später in einem Roman wieder zum Leben erweckt. Jetzt kann ihr nichts mehr passieren. Sie sitzt wieder mit ihren Schwestern in der Küche, trinkt Bohnenkaffee und lacht. Ich versuchte, dem inneren Kind auch nach all der Zeit noch zu helfen, z. B. indem ich im Internet die Seiten vom »Zentrum für trauernde Kinder« las. Dort gibt es viel Tröstliches, das nicht nur Kindern, sondern auch Erwachsenen helfen kann. Hier wird einfühlsam erklärt, wie Trauern aussehen kann und dass es sich für jeden Menschen anders anfühlt. Manche Menschen sprechen oft von der verstorbenen Person, andere weinen oder sind wütend. Wichtig ist, dass man seinen eigenen Weg des Abschieds und der Erinnerung findet. Ich hätte Oma einen Luftballon hochschicken, eine Erinnerungsecke machen oder ihr Geschenke in den Sarg legen können. Erst nach dem Tod meiner Mutter habe ich meine eigenen Rituale gefunden und dabei endlich auch von Oma Abschied genommen.

Nana kam mit acht Monaten zu uns und war ein selbstbewusster, fröhlicher kleiner Sonnenschein. Für mich brachte die Adoption nicht nur die lang ersehnte Schwester, sondern auch neue Ängste: Vielleicht wollte ihre Mutter sie zurück? Vielleicht wollte Nana sogar weg, wenn sie erfuhr, dass wir nicht ihre richtige Familie waren? Mutter plagten ähnliche Sorgen. Dass sie adoptiert war, musste die arme Nana auf die brutale Tour von Nachbarskindern erfahren. Meine Mutter fürchtete, nicht mehr geliebt zu werden, wenn die Wahrheit ans Licht kam. Eine unnötige Angst. Nanas Schwester zu sein war wunderschön. Genau wie Oma unserer Enkel zu sein, und auch hier bin ich nicht die »richtige« Oma. Es ist das Gefühl, das zählt. Ich bin mit Leib und Seele Oma, und die Kleinen entzücken sogar mein inneres Kind. Jetzt kann es endlich ausgelassen spielen. Es ist offenbar nie zu spät für eine glückliche Kindheit!

Erst als Erwachsene verstand ich, was mich früher alles gequält hat. Erleichtert las ich die Symptomlisten von Panikstörung und Schulphobie. Es gab also tatsächlich Namen für meine Kinderängste. Der Schulbesuch bedeutete für mich vor allem Stress und Trennung. Ich fürchtete mich so sehr ohne meine Mutter, dass mich morgens ein größeres Kind abholen musste, sonst wäre ich nicht gegangen. Wahrscheinlich haben alle Kinder ein mulmiges Gefühl, wenn sie plötzlich fort müssen, doch das geht meist bald vorüber und macht gesunder Neugier Platz. Bei mir nicht. Ich war dauernd krank oder fand Entschuldigungen, um zu Hause zu bleiben. Auch meine Mutter ließ mich ungern gehen und warnte mich jeden Morgen: »Geh bloß mit keinem mit! Lass dich ja nicht ansprechen!« Hinter jedem Busch und Baum lauerten dunkle Gestalten, die mir »was tun« wollten. Auch meiner Mutter gelang es nicht, mich freizugeben. Eine zu enge Mutterbindung ist für viele Töchter problematisch. Die Mutter ist ihr erstes Rollenmodell und muss, anders als der Vater, verlassen werden, damit sich das Mädchen abgrenzen kann. Die Mutter muss die Bindung lockern und ihr Kind loslassen. Uns ist es damals nicht gelungen. Ich fühlte mich lebensunfähig ohne meine Mutter. Es dauerte lange, bis ich versuchte, aus unserer Symbiose auszubrechen. An unseren ersten offenen Konflikt kann ich mich gut erinnern. Ich fühlte mich ungerecht behandelt und sollte mich entschuldigen. Mutter wollte mich zwingen, meine Gefühle zu verleugnen. Ich steckte in einem Dilemma. Ich wollte ihr das Händchen geben, doch es klebte fest an meiner Seite. Ich versuchte, es loszuzerren. Es ging nicht! »Ich will mich ja entschuldigen, aber das Händchen will nicht!«, stieß ich hervor. Mein Körper machte nicht mit. Er gab ihr das Händchen nicht. Mutter war böse auf mich, und ich musste es notgedrungen aushalten.

Die Schulangst blieb mir auch am Gymnasium erhalten, wurde aber durch Gewöhnung erträglicher. Doch ich hatte immer noch Angst, mich zu Wort zu melden, angestarrt zu werden, mich zu blamieren oder beim Sport zu verletzen. Am liebsten blieb ich still im Hintergrund, hörte zu und beobachtete. Ich hatte wahnsinnige Angst vor Klassenarbeiten und Prüfungen. Ein Fach versetzte mich in schiere Panik: Mathematik. Vor Mathearbeiten drehte ich durch. Ich wusste ja, dass ich sie verhauen würde. Heute gibt es für zahlenblinde Kinder gute Hilfsangebote, damals kannte man diese Störung nicht. Die Erfahrung, alles zu versuchen und doch immer wieder zu scheitern, ließ mich von vornherein resignieren. Auch dieses Problem konnte ich erst als Erwachsene lösen. Es gibt heute viele gute Bücher über Dyskalkulie. Beim Lesen durchlebte ich all meine alten Demütigungen wieder. Inzwischen macht mir meine Rechenschwäche nichts mehr aus. Ich habe einen Taschenrechner, und dass ich mir Pins, TANS, Telefonnummern und Postleitzahlen nicht merken kann, nehme ich mit Humor. Damit bin ich nicht allein. »Wir schaffen das auch so!«, sage ich zum inneren Kind, und es sieht mich an und lächelt.

Vielleicht hätten mir die richtigen Bücher geholfen. Leider kannte ich weder Pippi Langstrumpf noch den kleinen Matti, der sich so viele Sorgen macht. Ich hatte nur meine Märchen. Nicht mal das Traumfresserchen kannte ich. Bei mir hätte es nie Hunger leiden müssen! Heute hängt über meinem Bett übrigens auch ein indianischer Dream Catcher, in dem böse Träume hängen bleiben. Für kleine Angsthasen gibt es viele Mutmach-Bücher. Die Furcht vor Dunkelheit und Nacht, Gespenstern, Monstern, Albträumen, vor Verlassenwerden, Alleinsein und Tod wird darin auch für kleine Kinder ansprechend behandelt.

Kriegstrauma und delegierte Angst

> Glaubt nicht, ihr hättet Millionen Feinde,
> euer einziger Feind heißt – Krieg.
> *Erich Kästner*

Die Posttraumatische Belastungsstörung ist eine oft lang anhaltende Störung infolge eines massiv belastenden Ereignisses, das außerhalb der normalen menschlichen Erfahrung liegt und durch Vergewaltigung, andere Gewaltverbrechen, Krieg, schwere Unfälle oder Katastrophen verursacht wird. Menschen, die daran erkranken, leiden meist unter intensiven Alb- und Tagträumen, müssen das belastende Ereignis immer wieder durchleben und werden von quälenden Flashbacks geplagt. Oft entwickeln sie massive Ängste, häufig aber auch emotionale Taubheit und gleichzeitig erhöhte Erregung. Auch Jahrzehnte nach Kriegsende können die Traumata durch Krieg und Holocaust den Kindern und Enkeln der Betroffenen bewusst und unbewusst zu schaffen machen.

Ohne therapeutisches Feingefühl und Intuition, familiäre Detektivarbeit und die richtigen seelischen Verknüpfungen belasten die Traumata auf rätselhafte Weise das Leben der nächsten Generation. Manchmal sind es unerklärliche Gewaltträume, quälende Identitätsprobleme oder existenziell erlebte Ängste, für die es keinen nachvollziehbaren Grund zu geben scheint. Das liegt daran, dass es sich um delegierte Ängste handelt. Sie gehören anderen, nahestehenden Menschen, und man trägt sie unwissend mit oder ist gar der einzige Symptomträger in der Familie. Erst seit Kurzem gibt es zu diesen Aspekten hilfreiche Fachliteratur. Ich fand beim Recherchieren zahlreiche Radiosendungen, Zeitungsartikel, Interneteinträge und Bücher zu diesem Thema. Vor allem Udo Baer hat mir mit seinem Buch »Wo geht's denn hier nach Königsberg« über die Auswirkungen von Kriegstraumata im Alter vieles erklären können, was mir bis dahin unverständlich war. In seinem Buch »Wie Traumata in die nächste Generation wirken«, das zahlreiche Interviews mit Betroffenen der zweiten Generation und viele therapeutische Hilfen enthält, geht Baer näher auf die Traumaweitergabe von Trauma-Opfern an die nächste Generation ein. Dies gilt vor allem für die transgenerative Weitergabe bei Kindern und Enkeln von Holocaust-Überlebenden, aber auch bei Kindern, deren Eltern in irgendeiner Weise durch den Krieg traumatisiert wurden, etwa durch Fronterlebnisse, Kriegsgefangenschaft, Vertreibung, Vergewaltigung oder Flucht. Auch Personen, die den Krieg als Kinder erlebten, sich vor Bomben in Sicherheit bringen mussten oder den Verlust geliebter Menschen oder schmerzhafte Trennungen erlitten, fallen darunter. Die abgespaltenen, verdrängten Erlebnisse werden oft unbewusst weitergegeben. Die Ängste wurden von den Kindern erspürt, auch wenn die Auslöser nicht mehr zu erkennen waren. Ich habe aus beiden Büchern viel gelernt und fand darin etliche

Probleme meiner Generation und meiner eigenen Biografie wieder. Ich finde es tröstlich, dass ich nicht allein bin. Auch mein Vater ist mit seiner abgespaltenen Todesangst nicht allein. Wie schade, dass diese Bücher für die meisten Menschen seiner Generation zu spät kommen.

Der Teil meiner Ängste, der in den Traumata meines Vaters wurzelt, ist für mich leicht zugänglich. Beide Traumata haben mit dem Tod zu tun. Das erste Verlusterlebnis fand in seiner Kindheit statt und schleuderte ihn für immer aus der unbeschwerten Geborgenheit. Über den frühen Tod seines Vaters sprach er oft und immer mit großer innerer Bewegung. Wahrscheinlich war es normal, dass ich als Kind darauf mit Angst reagierte. Den geliebten Vater zu verlieren, das konnte ja auch mir passieren, und wie schrecklich dieser Verlust war, das sah ich ja. Seine seelische Verwundung schien unheilbar. Die Wunde klafft übrigens auch nach über achtzig Jahren noch weit offen. Ich kenne die Geschichte fast auswendig, sehe, wie der kleine Junge heimlich zu seinem toten Vater läuft und ihm vorsichtig die Wange streichelt. Die seelischen Verletzungen meines Vaters erschütterten meine kindliche Welt. Meine Eltern waren bedroht, auch ich selbst war in Gefahr. Meine Eltern konnten krank werden und sterben, wie der Opa im Jahre 1932.

Mein Vater und ich waren uns sehr nah. Seiner kleinen Tochter gegenüber war er zärtlich und zugewandt. Er tauchte gern in meine Welt ein und ließ mich auf unseren Spaziergängen meine Fantasiegeschichten erzählen. Wenn wir allein waren, schien er keine dunklen Gedanken zu haben. Die Erinnerungen an unsere Spaziergänge gehören zu meinen größten Schätzen. Sie sind geprägt durch die niederrheinische Weite, geheimnisvolle Wald-

wesen, unbeschwertes Umherspringen, sprachloses Staunen und Vaters große Hand, an der ich mich festhalten konnte.
Heute weiß ich, dass mein Vater an einer Posttraumatischen Belastungsstörung, einem unbewältigten Kriegstrauma, leidet. Der Krieg schnitt ihn damals gewaltsam von seiner Angst ab, entfremdete ihn so sehr von ihr, dass er sie nur selten und nur verzerrt wahrnimmt. Heute verstehe ich, dass er bei Stress und Aufregung vor allem mit Projektionen nach außen und mit genau den männlichen Verhaltensmustern reagiert, die er im Krieg gelernt hat: Er kämpft, als ginge es um sein Leben. Selbst seine Sprache ist vom Krieg geprägt. Er sieht sich als einsamen Kämpfer, der von Feinden »attackiert«, »überfallen« oder »bombardiert« wird, was Verteidigung, Gegenangriffe oder Rechtfertigungen nötig macht. Überall lauern Gegner, daher muss er stets wachsam und abwehrbereit sein. Seine Reaktionen waren früher besonders heftig, wenn man sich den traumanahen Bereichen seines Lebens, Krieg und Nationalsozialismus, näherte. Unbedachte Äußerungen, die in irgendeiner Weise mit der deutschen Vergangenheit zu tun hatten, genügten, um ihn in große Aufregung zu versetzen. Harmlose Fragen verstand er als Anklagen oder Angriffe, gegen die er sich wehren musste. Es gab nur zwei Alternativen: Man dachte wie er und war auf seiner Seite, oder man vertrat eine andere Meinung und war sein Feind. Er hatte ein inneres Bollwerk, in das er sich bei echter und vermeintlicher Gefahr wie in einen Bunker zurückzog, und verbale Schießscharten, aus denen er feuerte, sobald er sich bedrängt fühlte. Selbst wenn kein Feind da war und keine Schlacht geschlagen werden musste. Selbst wenn es nur ein Freund war, der sich ungeschickt ausgedrückt hatte, oder eine Tochter, die ihre Worte nicht achtsam genug gewählt hatte und gern wie-

der zurückgenommen hätte. Aufgrund seiner Erfahrungen traute er keinem, hatte einen Adlerblick für alles Negative und erwartete auch von seinen Mitmenschen nur Schlechtes.
Als Jugendlicher musste er in den Krieg ziehen und wurde seiner Chancen und seiner Zukunft beraubt. Er wäre gern unbeschwert jung gewesen, hätte gern studiert. Verpasste Chancen und verlorene Hoffnungen bestimmten sein Selbstbild. Der Krieg hatte seine Lebensträume zerstört, ihm geliebte Menschen genommen, ihn gezeichnet und verwundet. Seine Lebenseinstellung war düster: Die Menschen sind schlecht, die Ehe ist ein Kerker, das Alter ein Fluch. »Wir sind anders, wir brauchen keinen, wir genügen uns selbst. Keiner kann uns helfen.« Diese Einstellungen machen ein ohnehin ängstliches Kind, das seinem Vater nacheifern möchte, notgedrungen zum Einzelgänger.
Als junger Mann wurde mein Vater wie viele andere nach dem Notabitur an die Front geschickt. Seine Kriegserlebnisse konnte er nie richtig bewältigen. Inzwischen ist die Posttraumatische Belastungsstörung bekannt und wird ernst genommen. Leider gibt es nicht viele Therapeuten, die sich noch mit den Problemen dieser Generation auseinandersetzen, und die Hemmschwelle, sich in Therapie zu begeben, ist bei den Betroffenen nahezu unüberwindbar. Ich kenne niemanden aus der Generation meiner Eltern, der psychotherapeutische Hilfe gesucht hätte. Darüber sprach man nicht, das ging keinen was an, das machte man mit sich selbst aus. Wer nicht schwieg, bagatellisierte oder glorifizierte die Vergangenheit, schwadronierte begeistert über Kameradschaft, Heldentum und Solidarität. Da gab es wenigstens noch richtige Männer! Mein Vater schweigt nicht und glorifiziert nicht, doch er kann einfach nicht aufhören, mehrfach täglich über seine Zeit an

der Front zu sprechen. Jedes Gespräch landet früher oder später unweigerlich beim Krieg. Ich wünsche mir oft, er würde schweigen. Doch Schweigen kann offenbar dieselbe negative Wirkung auf Kinder haben. Sie spüren, dass man etwas vor ihnen verbirgt, das so grausam und verletzend ist, dass es totgeschwiegen werden muss, und bekommen es mit der Angst zu tun. Ich habe auch Männer getroffen, die mit großen Worten über den Krieg redeten. Wenn man versuchte dagegenzuhalten, reagierten sie aufgebracht: »Ihr habt ja keine Ahnung! Ihr könnt nicht mitreden! Ihr wart schließlich nicht im Krieg!« Totschlagargumente! Heute leben nur noch wenige Kriegsveteranen. Doch die unbewältigten Kriegsgräuel holen sie in Altersheimen und im »anderen Leben« mit Demenz und Alzheimer immer wieder ein. Das meist junge Pflegepersonal kann nur selten verstehen, was in den »kauzigen« alten Menschen vorgeht. Manchmal wurzeln die »Macken« und »Schrullen« nämlich in unbewältigten Kriegstraumata.

Im Krieg gab es eine besonders grausame Verknüpfung von Angst und Tod: Soldaten wurden hingerichtet, weil sie Angst hatten. Sie wurden wegen ihrer Todesangst und ihrer Weigerung, zu kämpfen und zu töten, erschossen. Was zum Teufel ist feige und ehrlos an der Angst, zu sterben oder zu töten? Ist sie nicht etwas zutiefst Menschliches? Angst galt im Krieg als Wehrzersetzung. Vielleicht weil sie ansteckend ist? Wer Angst hatte und sie nicht verbergen konnte, war ein elender Feigling, ein Drückeberger, ein Schwächling, kein richtiger Mann und schon gar kein Soldat und Held. Wie entsetzlich.

Man muss nicht ängstlich sein, um eine Posttraumatische Belastungsstörung zu entwickeln. Es »genügt«, wenn man Furchtbares durchgemacht oder mit angesehen hat und den Schrecken nicht loswird, Bilder von Todeslagern, Krieg, Folter, Vergewaltigung, schweren Unfällen, Terroranschlägen wie Nine Eleven oder vernichtenden Naturkatastrophen. Zu den besonders schweren Formen der PTBS gehört das KZ-Syndrom. Ich weiß nicht, wie viele KZ-Opfer therapeutische Hilfe erfahren oder gesucht haben. Die meisten haben ihre grauenhaften Erinnerungen wohl für sich behalten, und viele sind innerlich daran zerbrochen. Übrigens gibt es auch seelische Verletzungen, die von selbst heilen und bei denen Therapien eher schädlich sind, weil sie alles wieder aufwühlen.

Mein Vater bleibt allein mit seinen quälenden Bildern, auch wenn er seine Familie immer wieder daran teilhaben lässt. Er versucht auf seine Weise mit den Erinnerungen, der Reizbarkeit und den Flashbacks fertig zu werden. Er kämpft mit aller Macht dagegen an. Eine seiner Kampfstrategien besteht darin, in für uns und für ihn aufwühlenden Monologen über bestimmte Erlebnisse zu sprechen. Doch es bringt ihm keine Erleichterung, sondern zwingt ihn nur, alles aufs Neue zu durchleben. Er muss den Schrecken in unsere Gegenwart holen, weil er ihn nicht in der Vergangenheit lassen kann. Bei uns tobt der Zweite Weltkrieg weiter. Neulich sagte mein Vater zu mir: »Bei mir hört der Krieg erst auf, wenn ich die Augen für immer schließe.« Meine Mutter versuchte oft, ihn vom Erzählen abzuhalten: »Hör doch endlich auf mit deinem verdammten Krieg!« Aber Beschwichtigungsversuche machten alles noch schlimmer. Für meinen Vater bedeuteten sie, dass man ihn nicht verstand und nicht ernst nahm. Man verbot ihm den Mund, ließ ihn allein. Die Erklärung fand ich erst vor Kurzem bei Udo Baer: »Ein Mensch, der von Kriegserinnerungen überflutet wird, erlebt den Schrecken so, als wäre er jetzt dem Ereignis ausgesetzt. Wenn andere Menschen dagegen angehen, dass er dies erlebt, wenn sie das nicht ernst nehmen, verteidigt der Betroffene noch mehr sein Erleben, krallt sich gleichsam an ihm fest.«

Doch es gab jemanden, der ihm zuhörte. Ich war bei ihm, wenn er um sein Leben kämpfte, wenn die Panzer ihn beschossen oder die Partisanen ihn verfolgten, rannte mit ihm, wenn man ihn töten wollte, blickte mit ihm auf die brennenden Städte, sprang mit ihm durch die Wolken und prallte mit ihm auf Felsen und Steine. Lange hatte ich Angst, dass bald wieder ein Krieg ausbrechen würde. Mein Vater hat eine hohe Mauer um sich herum errichtet, aber ich schaffte es nie, eine Grenze zwischen mir und seinem Erleben zu ziehen. Bis heute ist der Schutzwall auf meiner Seite erschreckend dünn. Ich kann meine Gedanken oft nur schwer von ihm lösen. Wenn er im Krankenhaus liegt, werde ich das Bild des verzweifelten alten Mannes, der sich der medizinischen Technik und den oft unsensiblen Ärzten ausgeliefert fühlt, erst los, wenn er wieder zu Hause, in Sicherheit ist.

In meiner Kindheit waren die Erinnerungen meines Vaters noch frisch und überfielen ihn vor allem im Schlaf. Er litt unter quälenden Albträumen und wachte nachts auf, weil er sich im Kugelhagel wähnte. Wenn seine Schreie mich weckten, dachte ich jedes Mal, es wäre etwas Furchtbares passiert. Vielleicht war wieder Krieg, vielleicht waren Mörder im Haus, vielleicht war er krank und musste sterben? Je öfter es passierte, desto schlimmer wurde meine Angst. Ich saß dann mit heftig klopfendem Herzen im Bett und wartete, was weiter geschehen würde, oder rannte ängstlich ins Schlafzimmer meiner Eltern. »Papa hat wieder vom Krieg geträumt«, sagte meine Mutter dann. »Mach dir keine Sorgen, es ist alles in Ordnung.« Mein Vater war bei den Fallschirmjägern. Fallschirmspringer waren lebende Zielscheiben. Wenn sie an ihren Schirmen hingen, konnte man sie leicht treffen. Bei der Landung konnten sie sich schwer verletzen, sich die Knochen oder das Genick brechen. Bei einem seiner Absprünge erlitt mein Vater eine Gehirnquetschung und lag monatelang im Lazarett. Fallschirmjäger fielen aus den Wolken mitunter direkt in den Tod. Sobald sie am Boden waren, befanden sie sich erneut in Lebensgefahr. Man ließ sie meist in kleinen Gruppen über Partisanengebieten abspringen. Sie waren ganz auf sich allein gestellt. Mein Vater muss im Krieg Todesangst ausgehalten haben. Vielleicht überflutete sie ihn so sehr, dass er sie irgendwann nicht mehr wahrnahm, denn er selbst sagt, er habe seine Angst damals für immer besiegt. Ich glaube, er hat sie danach einfach nicht mehr erkannt.

Den Gedanken, dass mein Vater Menschen erschossen hat, kann ich bis heute nicht zulassen. Möglicherweise liegen unter seinen ewigen Geschichten andere, noch viel schwärzere Erinnerungen verborgen. Zu seinen schlimmsten Erinnerungen gehört ein für ihn äußerst erniedrigendes Erlebnis in Paris. Dort wurde er als junger Kriegsgefangener zusammen mit seinen Kameraden von den Amerikanern auf einem offenen Lastwagen der französischen Bevölkerung »präsentiert« und von den Parisern mit Steinen beworfen, angespuckt, bedroht und beschimpft. Mein Vater empfand diese »Spießrutenfahrt« als zutiefst demütigend und sich selbst als total hilflos, wodurch diese Episode fast noch schlimmer für ihn wurde als die Todesangst an der Front. Da hatte er sich wehren können, hatte kämpfen können, da hatte man ihn nicht so abgrundtief verachtet und gehasst. Die Szene hat mich als Kind sehr beunruhigt. Ich konnte mir einfach nicht vorstellen, warum jemand meinen Vater anspucken oder gar töten wollte. Auch ich empfand dabei Verzweiflung und Hilflosigkeit. Doch wo mein Vater Wut und Zorn verspürte, empfand ich vor allem Angst.

Mein Vater war nach dem Krieg einsam. Alle seine Freunde waren gefallen oder vermisst. Als ich klein war, fuhren wir jedes Jahr im Herbst auf einen riesigen Heldenfriedhof, und ich spürte, wie aufgewühlt mein Vater beim Anblick der vielen weißen Kreuze war. Er weinte nach innen, genau wie ich. Die Bilder der Gefallenen hingen in den 1950er- und 1960er-Jahren überall an den Wänden. Als Kind stellte ich mir vor, sie wären von der Leiter oder wie ich von der Schaukel gefallen und nicht mehr aufgestanden. »Die sind in der Schlacht umgekommen«, erklärte man mir. »Die kommen nie mehr zurück.« Wenn die Erwachsenen von den Verstorbenen, der Flucht übers Haff, von ausgebombten Häusern und vom Verlust ihrer Habe redeten, schossen ihnen die Tränen in die Augen, und ich rutschte unruhig auf meinem Stuhl hin und her.

Mein Vater erlebt sich in seiner Selbstwahrnehmung als angstfrei, er spürt keine Angst, sondern nur Zorn. Wenn er mit Problemen, Schmerzen oder Belastungen konfrontiert wird, die in ihm ein Gefühl von Hilflosigkeit oder Ohnmacht erwecken, reagiert er mit Wut. Er ist stolz darauf, stets Haltung zu bewahren. Man sieht ihm nie an, ob er Schmerzen hat. Das führt dazu, dass Ärzte ihm unnötig wehtun, weil er nicht wegzuckt und nichts sagt. Schmerz muss man aushalten und verbergen, genau wie Angst. So hat er es gelernt. Vor dem Tod fürchtet er sich nicht, sagt er. Er ist im Krieg aufrecht über die Schlachtfelder gelaufen, und man hat ihn nicht erwischt. Manchmal frage ich mich, ob er vielleicht mitten im Kugelhagel eine Art Unverwundbarkeitsrausch empfand. Ich glaube, dass er an Überlebensschuld leidet. Er hat all seine Freunde, seine vier Geschwister und seine Frau überlebt. Er kann nicht begreifen, warum ausgerechnet er verschont blieb. Bis auf die Hirnverletzung hat er den Krieg äußerlich unbeschadet überstanden. Innerlich hat er unheilbare Wunden. Er hadert mit sich und der Welt, mit der verlorenen Jugend, den unerfüllten Träumen und verpassten Chancen, und es gelingt ihm nicht, sich mit seinem Leben zu versöhnen. Ich wollte ihm helfen, doch mir fehlt die schützende Distanz, die verhindert, dass auch ich vom Grauen überflutet werde. Ich hatte als Kind große Angst, dass es bald wieder Krieg geben würde, dass Feinde auf uns schießen, Bomben auf unser Haus fallen und wir alle umkommen würden. Ich fühlte mich nie sicher, überall drohten Gefahren. Wie die Tochter im Märchen versuchte ich, ihn zu erlösen, doch es gelang mir nicht. Ich konnte mir meine Hilflosigkeit lange nicht verzeihen und dachte, ich würde ihn nicht genug lieben. Heute weiß ich, dass die Erlösung gar nicht in meiner Macht steht. Sie kann nur aus ihm selbst kommen.

Über seine Kriegserlebnisse hat mein Vater ausführlich geschrieben. Es war meine Idee. Ich hoffte, er könne damit seine Dämonen vertreiben. Doch das Gegenteil war der Fall, das Schreiben stürzte ihn nur tiefer in die Vergangenheit. Monatelang versank er in seiner anderen Welt, beschwor den Krieg mit Bomben, Granaten, Raketen, Kesselschlachten, Bauchschüssen und Leichenbergen. All diese schrecklichen Wörter gehörten schon früh zum Vokabular meiner Kindheit. Beim Abtippen seiner Erinnerungen wurde auch ich von seinen Entsetzensstrudeln aufgesogen. Ich hoffe, es hat ihn getröstet, dass wenigstens ein Mensch seine Aufzeichnungen genau gelesen und mit ihm alles noch einmal durchlitten hat. Geradezu tragisch für alle Beteiligten ist seine Überzeugung, er hätte nie über diese Schreckensszenarien gesprochen. Seine Erinnerungen quälten auch mich. Ich konnte meine Ohren nicht verschließen, und mein Gedächtnis ist rasiermesserscharf.

Oft redete ich mit Gleichaltrigen über die Vergangenheit unserer Eltern. Einige erzählten von der gespannten Atmosphäre zu Hause, davon, dass ihre Väter zu Jähzorn neigten und gelegentlich sogar Tobsuchtsanfälle bekamen. Diese Entladungen geschahen meist am Wochenende, wenn man eigentlich friedlich hätte zusammensitzen können. Für viele Kinder waren Sonntage Stresstage. Gefährliche Schatten aus der Vergangenheit lauerten hinter den ordentlichen Fassaden. Sehen konnte man sie nicht, nur spüren. Eine Klassenkameradin wusste, dass ihr Vater sich im Hungerwinter die Zehen abgefroren hatte, eine andere, dass ihr Vater eine Zeitlang als KZ-Wächter gearbeitet hatte. Als er um seine Versetzung bat, kam er an die Ostfront und landete in Stalingrad. Darüber wollte er nicht sprechen, ihm muss dort die Seele erfroren sein. Als er wiederkam, war er ein jähzorniger, verschlossener, harter Mann, der weder körperliche noch seelische Nähe zuließ. Seine Tochter bezeichnete er abfällig als »Unfall«. Sie durfte ihn erst berühren, als er aufgrund einer schweren Krankheit völlig auf fremde Hilfe angewiesen war. Als Kind bewunderte sie ihn für seinen kalten Zynismus. Er hatte studieren wollen, war aber in der Fabrik gelandet. Das Studieren übernahm seine Tochter. Er verbarrikadierte sich hinter einer Mauer aus Zorn und Verachtung, erreichbar nur für die sarkastische, aufsässige Tochter. Er schätzte ihre Scharfzüngigkeit. Da waren sie einander ähnlich. Später wurde sie ähnlich hart und unversöhnlich.

Als ich mehr über die Vergangenheit meines Landes herausfand, schämte ich mich, Deutsche zu sein. Ich wollte nicht aus dem Land kommen, das solche Gräueltaten begangen hatte, das ganze Völker ausrotten wollte, das Vernichtungslager, Gasöfen und Krematorien gebaut hatte, um Menschen zu ermorden und wie Abfall zu entsorgen. Ein Land, das Ungeheuerlichkeiten wie »Endlösung«, »Reichskristallnacht« und »Rassenschande« erfand. Das Weltkriege anzettelte und fanatischen Psychopathen folgte. Aus dem Land von Hitler, Nazis, SS, Gestapo und Holocaust wollte ich nicht kommen. Dann lieber keine Wurzeln, keine Heimat, kein Vaterland, keine Muttersprache. Nationalität und Religion sind doch ohnehin nur zufällig, man sucht sie sich schließlich nicht aus!

Ich begann, meine Sprache und Herkunft zu verbergen. Im Ausland sprach ich nur Englisch, vor allem in Holland. Dort erkannte man uns an den Fahrrädern, und schon ging es los mit Beschimpfungen. Ich nahm die Schuld an, die man mir zuschob. Das Dorf, aus dem ich stamme, liegt nahe der holländischen Grenze. Für Holländer waren wir Moffen, ich gehörte automatisch dazu. Wer ich wirklich war, was ich fühlte und dachte, war gleichgültig. Es gab noch mehr verstörende Erlebnisse in fremden Ländern. Ich musste offenbar für die Vergangenheit und Schuld der anderen Generation geradestehen, eine Vergangenheit, für die ich nichts konnte. Unsere Generation wurde stellvertretend zur Rechenschaft gezogen, denn es waren ja unsere Landsleute, die man so hasste. Manchmal fragte ich mich, ob ich es mit all meinen Ängsten im Nationalsozialismus geschafft hätte, mutig zu sein, Mensch zu sein inmitten von Unmenschlichkeit, anderen beizustehen, mich nicht einschüchtern zu lassen. Ob ich zu den Mitläufern gehört hätte?

Den Gaffern? Den Tätern? Den Opfern? Verstörende Fragen ohne Antworten. Wie wäre ich heute? Würde ich den Mut finden, das zu sagen, was ich bei der Elterngeneration so vermisse? Warum können sie nicht trauern? Warum das eiserne Schweigen, warum projizieren sie alles nach außen, statt einfach zuzugeben, dass sie schreckliche Fehler gemacht haben, dass dieser Krieg unsinnig, der Massenmord eine Ungeheuerlichkeit war? Warum sagen sie nicht, dass es ihnen leid tut? Erst seit Kurzem verstehe ich, dass die ehemaligen Frontsoldaten nach dem Krieg genug mit dem eigenen Trauma zu tun hatten: Die Todesnähe hallte nach. Fast alle meine Versuche, mit Vertretern der Elterngeneration über die Judenverfolgung zu reden, scheiterten. Nur der Krieg selbst war Dauerthema. Ich wollte nicht ungerecht sein, hatte gut reden als Nachgeborene. Aber dazugehören wollte ich auch nicht, und gerade deshalb fühlte ich mich verpflichtet, die Konfrontation zu übernehmen, genau wie die Fassungslosigkeit und Trauer. Ich hatte große Probleme mit meiner Identität. Ich musste erst in einer anderen Sprache heimisch sein, um zurückzufinden, musste meine eigene Haltung gegenüber der Vergangenheit finden, die ich nicht abschütteln wollte und durfte. Ich war stolz, als man in England nicht mehr hörte, woher ich kam. Ich sah nicht deutsch aus, man brachte mich nicht mehr automatisch mit der Vergangenheit in Verbindung. Als ein Ire mich einmal als »fucking English« beschimpfte, war ich richtig glücklich. In England bastelte ich mir eine neue Identität. Ich war nur zur Hälfte Deutsche, änderte meinen Namen in Frances Felton und passte genau auf, dass meine Lebensgeschichte keine Widersprüche aufwies. So ganz abwegig war sie ja gar nicht. Mein Vater sprach früher tatsächlich Englisch mit mir, Englisch war lange unsere Geheimsprache. Als Kriegsgefangener in den USA war er Übersetzer und Dolmetscher, und während meiner Kindheit arbeitete er für die britische Rheinarmee. Dass ich Übersetzerin geworden bin, ist sicher kein Zufall. Ich habe nicht nur eine Muttersprache, sondern auch eine Vatersprache. Eigentlich schön!

Über Kriegsgräuel, Fronterlebnisse, Flucht und Vertreibung wurde ausgiebig gesprochen, doch über Holocaust und Judenvernichtung redeten die Erwachsenen in meiner Kindheit nie. Im Gymnasium schlug der Schock bei mir ein wie eine Bombe. Ich sehe die grausigen Bilder noch vor mir, spüre den Entsetzensstrudel beim Anblick der Leichenberge, der ausgemergelten Gesichter, der gestreiften Geister hinter den Stacheldrahtzäunen. Ich las das Tagebuch der Anne Frank. Wir fuhren mit der Klasse nach Amsterdam und besuchten ihr Haus. Schade, dass ich damals nichts von Sophie Scholl oder Oskar Schindler erfuhr, es hätte mir gutgetan zu wissen, dass es auch positive Identifikationsfiguren gegeben hat. Später gab es unerwartete Risse im deutschen Schweigen, etwa 1978, nach der Ausstrahlung des Vierteilers »Holocaust«. Ich wohnte damals in einem großen Kölner Mietshaus. Am Morgen nach der letzten Folge standen die vorwiegend älteren Bewohner überall in den Fluren in kleinen Gruppen zusammen und redeten über Judenvernichtung und Konzentrationslager. Sie wirkten erschüttert und versuchten, sich vor uns Nachgeborenen zu rechtfertigen. Ich erfuhr über meine Mitbewohner in diesen Tagen mehr als in all den Jahren zuvor. Selbst an den Bahnhaltestellen sprach man tagelang über den Film. Der Holocaust hatte plötzlich ein Gesicht. Ausgerechnet ein Hollywood-Film brachte die verschütteten Gefühle, die Erinnerung an verschleppte und verschwundene Nachbarn, das

Eingeständnis der eigenen Schuld oder Untätigkeit und das Entsetzen über die Ermordung so vieler Menschen ans Licht. Für kurze Zeit war ein offener Dialog zwischen den Älteren und uns Jüngeren möglich. Die Filmfamilie Weiss schaffte, was zig Dokumentationen nicht geschafft hatten.

Später las ich die Bücher von Eugen Kogon und Ernst Klee, sah Filme wie »Sterne« und »Shoah«. 1982 musste ich mich mit dem Holocaust noch intensiver befassen, denn das erste Buch, das ich übersetzte, handelte von Ilse Koch, der berüchtigten Gattin des Buchenwald-Kommandanten. Es nahm mich so mit, dass ich nach einigen Kapiteln weder essen noch schlafen konnte vor Grauen. Nachdem ich die detaillierte Beschreibung der Lampenschirme übersetzt hatte, die aus der tätowierten Haut von Häftlingen hergestellt worden waren, musste ich mich übergeben. Vor einigen Jahren war ich in Buchenwald. Ich weiß noch, wie mich der Anblick einer weinenden Frau berührte, die vor einem der Verbrennungsöfen kniete. Ich wollte zu ihr laufen, sie in den Arm nehmen und trösten, aber ich wagte es nicht. Ihr Schmerz zog eine unsichtbare Grenze und machte sie unberührbar. Ich fühlte mich schuldig, als hätte ich ihr all das Leid angetan. Während der letzten zwanzig Jahre besuchte ich viele Synagogen, jüdische Friedhöfe und Museen. Ich bewegte mich darin wie ein Schatten. Mit meinen Eltern sprach ich nie über meine Probleme, wohl aber mit jüdischen Freunden. Eine Kommilitonin erzählte mir, dass ihre Oma immer unters Bett kroch, wenn jemand an die Tür klopfte. Die Großmutter sagte nicht, was ihr angetan worden war, und keiner fragte. Alle hatten Angst, ihr wehzutun. Die Kinder und Enkel waren ihr Lebensanker. Sie klammerte sich an ihre Familie, aus Angst, auch sie noch zu verlieren.

Als Übersetzerin beschäftigte ich mich in den 1980er-Jahren ausgiebig mit den psychischen Problemen der Kinder von Opfern und Tätern. Es gibt in beiden Gruppen erstaunlich viele Parallelen. Die Ruhelosigkeit, die stille Identifikation der Kinder mit den Eltern, das Tabu, Fragen zu stellen. Die Anspannung der Eltern, die Dauererregung, die Reizbarkeit, die vielen Ängste, die Unnahbarkeit, die Strenge. Auch die jüdischen Eltern schwiegen. Auch ihre Kinder wagten nicht zu fragen, weil sie Angst hatten vor dem, was sie erfahren könnten, aber vor allem, weil sie ihre Eltern schützen und nicht an das Unaussprechliche rühren wollten. Die eintätowierten Zahlen an den Armen ließen alle sofort verstummen. Die Elterngeneration befand sich hinter einer unüberwindbaren Mauer aus Ungesagtem und Verschwiegenem. Das, worüber sie schwiegen, machte den Kindern große Angst. Kinder sind feinfühlig und spüren oft auch das Unausgesprochene. Manchmal ließen Kleinigkeiten das Trauma wiederaufleben: Worte, Geräusche, Gerüche, Bewegungen, Melodien, schwarze Stiefel, Mohnkuchen, Schritte im Kies.

Was Traumata alles bewirken können, sah ich an einem Patienten, der uns Mitte der 1980er-Jahre in einem Psychiatrie-Seminar vorgestellt wurde. Lange hatte man nicht ergründen können, warum er manchmal wie vom Blitz getroffen umfiel. Es konnte überall passieren. Viele Ärzte untersuchten ihn, ohne eine Erklärung für die »Anfälle« zu finden. Erst im Rahmen einer Psychotherapie, in der seine verdrängten Kriegserinnerungen aufbrachen, fand man den Grund. Er hatte zu einer Gruppe von Männern gehört, die hingerichtet werden sollten. Alle anderen waren im Kugelhagel gestorben, nur er hatte bei den ersten Salven das Bewusstsein verloren und unter seinem toten Freund liegend überlebt. Als er wieder zu sich kam, war das Erschießungskommando abgerückt, er hörte nur noch das Geräusch der sich entfernenden Motorräder. Genau dieses Geräusch löste seine »Anfälle« aus. Dabei war es gleichgültig, ob er es im Radio, im Fernsehen oder auf der Straße hörte. Er fiel sofort um, auf die linke Seite, genau wie damals. Neben seinem Trauma litt er unter seiner Überlebensschuld. Eigentlich hätte er auf den jüngeren Freund aufpassen sollen. Er hatte ihn wegschicken wollen, um Essen zu organisieren, hatte dann aber einen anderen geschickt, und der hatte überlebt. Er hatte versagt, sein Freund war tot und hatte ihn, den Älteren, durch seinen schützenden Körper sogar gerettet. Dazu kam die unerträgliche Todesangst beim Aufmarsch des Erschießungskommandos. Ich weiß nicht mehr, ob der Mann ein Widerstandkämpfer, desertierter Soldat oder Jude war. Ich erinnere mich nur an sein Gesicht und an seine Geschichte. Im selben Seminar wurde auch von Männern berichtet, die an Lähmungen in Armen oder Händen litten, weil sie nicht mehr schießen wollten oder die Erinnerung an die Front abgespalten hatten. Ihre Körper übernahmen, was die Psyche nicht allein bewältigen konnte. Es gab auch Fälle von Amnesie. Die Psyche spaltet das Unvorstellbare einfach ab und »vergisst« es, dann verliert der Mensch Teile seiner Lebensgeschichte, um nicht wahnsinnig zu werden vor Schmerz.

Lange hatte ich Probleme damit, nicht jüdisch zu sein und allein dadurch schon auf der falschen Seite zu stehen. Eine Kommilitonin trat aus demselben Grund sogar zum jüdischen Glauben über und zog nach Israel. Ein Bekannter arbeitete für die Aktion Sühnezeichen. Ich war nicht allein mit meinem Dilemma. Ich versuchte, mit meinen Schuldgefühlen als Deutsche fertig zu werden, indem ich mich »stellte«, mich verstörenden Bildern und Filmen aussetzte. Ich sah Filme, in denen Kinder die Hauptrolle spielen: »Auf Wiedersehen Kinder«, »Der Junge im gestreiften Pyjama« und »Spielzeugland«, aber auch »Schindlers Liste«. In der letzten Szene sieht man die betagten Holocaust-Überlebenden zusammen mit den Schauspielern, die sie im Film dargestellt haben. Sie legen schweigend kleine Steine auf Schindlers Grab. Ich brauchte lange, um mich wieder zu fassen. Bis vor wenigen Jahren hatte ich in jüdischen Einrichtungen und auf jüdischen Friedhöfen immer noch Angst, man würde mir ansehen, dass ich Deutsche bin. In der Pinkas-Synagoge in Prag blickte ich vor drei Jahren fassungslos auf die 80 000 Namen der Toten. Dann ging ich in die Ausstellung mit den Kinderzeichnungen aus Theresienstadt, sah die bunten Bilder aus dem Ghetto, die Friedel Dicker-Brandeis, Zeichenlehrerin und Bauhaus-Schülerin, in zwei Koffern versteckt hatte. Die Kinder hatten gemalt, was sie sahen: Leichenwagen, SS-Männer, doch inmitten von Grausamkeit und Menschenverachtung malten sie auch hoffnungsvolle Bilder mit Prinzessinnen, Schmetterlingen und Vögeln, zeichneten Weihnachtsbilder mit Geschenken und ihre verlorenen Zimmer. Im Oktober 1944 wurde ihre Lehrerin in Auschwitz umgebracht. Über manchen Zeichnungen hingen Fotos der kleinen Künstler. Während es der erwachsenen Frau mühsam gelang, die Tränen zurückhalten, schaffte es mein inneres Kind nicht. Es begann hemmungslos zu weinen. Ich nahm es fest in meine Arme und weinte mit. In der Altneu-Synagoge sprach mich am selben Tag ein Jude auf Hebräisch an. Er konnte mir nicht ansehen, dass ich Deutsche bin. Ich fühlte mich wie befreit. Er sah den Menschen, nicht die Nationalität oder die Religion. Was ich heute empfinde, ist nicht Schuld für die Vergangenheit, sondern Schmerz und Trauer, vor allem aber Verantwortung für die Gegenwart und die Zukunft. Dafür, dass so etwas nie wieder geschieht. Dafür, dass die Toten niemals vergessen werden. Dazu muss ich keine Deutsche sein, sondern »nur« Mensch. Es gibt so viele gute Gefühle, die wir dem schwarzen Loch entgegensetzen können. Als der alte Mann merkte, dass ich ihn nicht verstand, lächelte er und grüßte mich: »Schalom!«. Ich lächelte zurück und sagte es auch: »Schalom!« Welch schönes, tröstliches Wort.

Inzwischen habe ich mich mit meiner Herkunft versöhnt, freue mich, wenn ich zurück an den vertrauten Niederrhein komme: Hier sind meine Wurzeln. Wenn ich nach Köln komme und den Dom sehe, unseren grünen Vorgarten, unser Haus: Hier gehöre ich hin. Wenn ich zurück nach Deutschland komme, durch die Passkontrolle gehe, unsere Sprache höre: Hier ist mein Land. Aber ich spüre auch immer noch Glücksgefühle, wenn ich vom Schiff aus die weißen Klippen von Dover sehe, die Silhouette von London, das Haus in Gravesend: Hier fand ich Zuflucht und Freunde, damals, als ich sprachlos und heimatlos war. Zwischen den beiden Sprachen muss ich mich als Übersetzerin nicht entscheiden. Ich nehme sie einfach an wie unerwartete Geschenke.

Ob der junge Mann, der später mein Vater wurde, spürte, dass er in einem verlorenen Krieg kämpfte? Ob ihm bewusst war, dass er auf der falschen Seite stand? Wenn ja, muss es eine schreckliche Erkenntnis gewesen sein. Er konnte schließlich nicht einfach fort. Nachrichten von seiner Familie bekam er nur selten. An vielen Tagen glaubte er nicht, dass er jemals wieder nach Hause zurückkehren würde. Als Erwachsene habe ich versucht, die Orte zu besuchen, die ihm wichtig gewesen waren. Die Erinnerungen an seine amerikanischen Jahre hinter Stacheldraht waren für ihn nicht so schmerzhaft. Er genoss als Dolmetscher viele Freiheiten. Als Kriegsgefangener lebte er in Utah und Arizona. Der fremde Kontinent lockte auch mich. Ich wollte unbedingt den riesigen Wüstenmond, die Kakteen und die rollenden Büsche sehen. Als Erwachsene habe ich sie gesehen. Mein Vater war nach dem Krieg niemals mehr im Ausland. Ich schon, denn ich lebe in einer freien Welt, in der die Kinder der ehemaligen Feinde sogar Freunde sein können. Wir sitzen zusammen und versichern einander, dass wir alles tun werden, damit so etwas nie wieder passiert.

In Straßburg traf ich einen Juden, dessen Großvater als Partisan von Deutschen erschossen wurde. Michel hielt mich zunächst für eine Engländerin. Nachdem ich ihm von meinen Problemen erzählt hatte, umarmte er mich und meinte: »It's not your fault. We are different!« Wir sind tatsächlich anders. Ich hatte selten Probleme mit meiner eigenen Generation, es war fast immer die Elterngeneration. Als junge Lehrerin in England sagte mir ein älterer Lehrer ins Gesicht: »Go back to Germany! We don't want you here!« Er hatte ein Problem mit meiner Nationalität. Keiner der weghörenden Kollegen nahm mich in Schutz, aber meine französische Freundin Jacqueline stellte sich neben mich und funkelte ihn wütend an. Wir sind wirklich eine neue Generation!

Später fand mein Vater Oasen, in denen die schwarzen Gedanken von ihm abfielen. Bis ins hohe Alter bewirtschaftete er zwei Gärten. Im einen baute er Gemüse und Obst an, im anderen blühten Blumen. Doch selbst im Paradies nisteten Erinnerungen. In beiden Gärten gab es ein »Lazarett«, in dem sich Pflanzen erholten, die andere achtlos fortgeworfen hatten. Selbst die hoffnungslosen Fälle bekamen ein schattiges Plätzchen und Spezialdünger. Mein Vater ist für mich der ewige Gärtner, der Hüter der Pflanzen. Seit er die Gärten nicht mehr versorgen kann, konzentriert er sich auf die Zimmerpflanzen. So schön wie jetzt haben die Orchideen selten geblüht.

Beim Schreiben wurde mir klar, dass ein großer Teil meiner Probleme nicht mir gehört. Ich trage viele Ängste, die mit Bedrohung, Krieg und Gewalt zu tun haben, nur stellvertretend und kann mich daher von ihnen lösen. Es sind vermittelte, delegierte Ängste. Sie gehören einer anderen Generation, stammen nicht aus meiner eigenen Erfahrung. Es sind verleugnete Ängste der Elterngeneration, verwurzelt in unverarbeiteten Konflikten und verdrängten Gewissensproblemen.

Während meiner Therapie fand ich es tröstlich, Bilder zu finden, die diffusen Ängsten eine konkrete, emotional zugängliche Gestalt gaben und es mir so ermöglichen, mit ihnen Kontakt aufzunehmen. Zuerst suchte ich ein Bild für meinen väterlichen Schrecken. Mir fielen die furchterregenden Fische ein, die seit Urzeiten im finsteren Meer leben. Wesen, die aussehen, als kämen sie aus einer anderen Zeit und Welt, genau wie der Schrecken. Ich fand schließlich mein Bild: ein bedrohliches Ungeheuer mit weit aufgesperrten Rachen und tödlichen Reißzähnen, scharf und spitz wie Dolche. Ich nannte es »Kriegsschlund«. Im Maul dieses Untiers landen die sterbenden Soldaten, die vergewaltigten Frauen, die ermordeten Juden, die zerfetzten Bombenopfer, die erschossenen Partisanen, die gefallenen Kameraden meines Vaters. Der Todesschlund machte mir zunächst bereits beim Ansehen Angst. Ich sah ihn immer wieder an, bis ich ruhiger wurde.

Es ist nur ein Bild, sagte ich mir. Es ist mein Bild, und deshalb kann ich es verändern und sogar vernichten. Tatsächlich kann ich den Kriegsschlund am Computer manipulieren, verblassen lassen, einfärben, umwandeln, wegzoomen und sogar löschen. Ich kann ihn ausdrucken und zerreißen, mit Filzstift schwärzen, verbrennen und den Staub in den Wind werfen. Ich bin die Meisterin meines Bildes, bin ihm nicht länger ausgeliefert, und das bringt mir Erleichterung. Wenn es sein muss, zerstöre ich das Bild so lange, bis es mich endlich in Ruhe lässt.

Bei der Suche nach einem Symbol für den traumatisierten jungen Mann, der mein Vater werden sollte, stieß ich bei eBay auf eine kleine, stark beschädigte Soldatenfigur, die niemand haben wollte. »Nur für Bastler«, schrieb der Verkäufer. Mich berührte gerade der beklagenswerte Zustand. Der Elastolin-Soldat steht jetzt bei mir. Er geht ein wenig nach vorn gebeugt, und sein rechtes Bein ist so verletzt, dass man das Drahtgestell sieht. Eine Hand fehlt, ein Teil des Hinterkopfes ist abgesprengt. Das Gewehr ist verrostet. Als der kleine Soldat bei mir eintraf, war er eingepackt in Noppenfolie, die so straff verklebt war, dass er aussah wie eine Mumie. Diesen Soldaten konnte ich befreien! Ich packte ihn vorsichtig aus und stellte ihn auf meinen Schreibtisch. Den Kriegsschlund wird mein verwundeter Soldat nie mehr zu Gesicht bekommen. Heilen kann ich ihn nicht, aber ich kann ihn anschauen und wieder wegstellen. Ich kann versuchen, mit ihm die Erinnerung an den fernen Krieg abzulegen, symbolisch zurückzugeben: Es sind nicht meine Erinnerungen, sondern die meines Vaters, eines anderen Menschen, einer anderen Generation. Ich muss sie nicht stellvertretend ertragen! Die Schrecken, die mich früher so oft quälten, habe ich nicht selbst erlebt. Der bittere Blick zurück, der nicht verzeihen und vergessen kann, gehört nicht mir. Ich möchte eine andere Perspektive finden, einen versöhnlichen, verständnisvollen Blick, auf meine Vergangenheit, meine Eltern und mein Land. Ich bin nicht mein Vater, und ich bin nicht meine Mutter, ich gehöre zu einer neuen, der nächsten Generation!

Liebeskummer und Espenlaub

Ich war 21, als das große Zittern begann. Mein erster Freund hatte sich nach sechs Jahren von mir getrennt. Norbert war drei Jahre älter als ich, temperamentvoll, eifersüchtig, reagierte häufig dramatisch und hatte wegen einer alten Geschichte mir gegenüber ein schlechtes Gewissen. Wir hatten Probleme mit unseren Eltern, die nicht erfreut waren über die frühe Liaison. Vor allem aber hatten wir keine Privatsphäre, konnten uns nie ungestört zurückziehen. Ich erinnere mich noch gut an das Gefühl der Unsicherheit und Unbehaustheit, vor allem aber an meine panische Angst, schwanger zu werden, die sich später verselbstständigen sollte. Sexualität war damals für mich etwas Gefährliches, Verbotenes, vor dem ich mich fürchtete. Während meiner Therapie suchte ich ein Bild für diese Gefühle und malte einen riesigen Hund mit rotem Feueratem, der das schmale Mädchen, das vor ihm kniet, versengt. Selbst wenn ich es heute zur Hand nehme und ansehe, spüre ich wieder die Zerrissenheit, das Ausgeliefertsein, die Hilflosigkeit, den Schmerz und die Enttäuschung.

Ich war im zweiten Semester, als Norbert ebenfalls nach Köln zog, kurz darauf eine andere kennenlernte und sich von mir trennte. Mein Leben brach über mir zusammen, ich fühlte mich erschlagen und wusste nicht weiter. Ein schneller Schnitt und ein Neuanfang waren sicher das Beste. Aber so plötzlich, ohne jede Vorwarnung? Nichts hatte auf das Ende hingedeutet. Norbert legte einen eisigen Schlussauftritt hin und verschwand. Es war das erste Mal, dass mein Vater mich hemmungslos weinen sah.

Einige verzweifelte Wochen später konnte ich plötzlich meinen Körper nicht mehr kontrollieren. Ich weiß noch genau, wie panisch mich diese Empfindung machte. Ich stand am Getränkeautomat in der Uni und merkte zu meinem Schrecken, dass meine Hände ein Eigenleben führten, dass ich den Plastikbecher mit heißem Kakao nicht ruhig halten konnte. Ich zitterte so, dass ich fast alles verschüttete, über meinen Mantel, auf den Boden. Hände, Arme, Beine zitterten wie Espenlaub. Meine Kommilitonen waren ebenfalls erschrocken: »Was hast du denn?« Höchste Zeit, Hilfe zu suchen. Ich fuhr zu meinen Eltern, ging zu unserem Hausarzt und erzählte ihm alles. Er konnte sich nicht vorstellen, dass meine Psyche derart drastische Körpersymptome auslösen könnte, und vermutete bei dem jungen, schlanken Mädchen eher eine Schilddrüsenüberfunktion. Er stellte mir viele Fragen. Ja, ich hatte ein Kloßgefühl im Hals. Es steckte etwas in meiner Kehle, das ich nicht herunterschlucken konnte. Ich schluckte so oft, vor allem nachts, dass mein Hals weh tat. Ich konnte nicht aufhören, es war wie ein Krampf. Ich musste die Arme ausstrecken, und er sah sich meine Hände an. Sie vibrierten und zitterten. Ich zitterte auch innerlich. Ich fühlte mich fremd im eigenen Körper. Auch das ließ den Arzt an eine Schilddrüsenstörung denken.

Das konnte man mit Medikamenten gut behandeln. Ich wurde zum Szintigramm in eine Klinik geschickt, doch es war nicht die Schilddrüse, auch nicht das Herz, wie weitere Untersuchungen ergaben. Gelegentlich war der Blutdruck zu hoch, gelegentlich raste der Puls. Aber das war offenbar stressbedingt. Meine Welt war ja auch in den Grundfesten erschüttert worden, kein Wunder, dass ich zitterte. In den schlimmsten Momenten überlegte ich, ob ich mich nicht auf- und davonmachen sollte aus dem Leben. Mein Vater war Jäger und hatte einen Waffenschrank. Ich glaube nicht, dass ich wirklich in Lebensgefahr war, doch schon die Tatsache, dass ich mich mit dem Gedanken beschäftigte, war beängstigend. »Tu bloß nichts Dummes«, sagte der Arzt. »Das ist der Kerl nicht wert.« Ich denke heute, dass ich damals dringend eine Krisenintervention gebraucht hätte, doch Therapien waren Mitte der 1970er-Jahre noch nichts Selbstverständliches. Therapie war damals auch für mich gleichbedeutend mit Makel, Versagen und Scheitern. Das musste man allein schaffen! Der Dorfarzt meinte, die seelischen Wunden würden von selbst heilen, aber er könne mir über die erste schwere Zeit mit Beruhigungstabletten hinweghelfen. Er verschrieb mir Bellergal® und Adumbran®. Morgens und abends je eine Tablette, also vier am Tag.

Tatsächlich wuchs bald ein Schutzwall um meine Seele. Ich wurde ruhiger, konnte wieder schlafen. Tagsüber hatte ich allerdings einen trockenen Mund und fühlte mich schläfrig und benommen. Die neue Ruhe war angenehm, nur reagierte ich leider deutlich langsamer als sonst. Äußerlich wirkte ich zu meinem Kummer nicht nur abwesend, sondern auch abweisend. »Du bist richtig unnahbar«, sagte eine Freundin vorwurfsvoll. Sie hatte recht. Gedanken und Gefühle ließen sich viel Zeit, bis sie in mein Bewusstsein drangen. Ich war wie in Watte gehüllt. Ich ging noch eine Zeit lang mit eingepackter Seele durch meine Stadt. Doch der Satz hatte mich verstört. Ich wollte nicht unnahbar sein! Ich wollte wieder Zugang zu meinen Gefühlen haben. Dann doch lieber wieder Angst und Zittern?

Mit den Tabletten hörte ich bald wieder auf, wusste aber nicht, dass man sie langsam ausschleichen musste. Das Resultat war verheerend. Die Schlafstörungen waren sofort wieder da, ich zitterte wieder wie Espenlaub, konnte mich nicht mehr konzentrieren, mir war übel vor Angst. Der Landarzt erklärte mir, was ich falsch gemacht hatte. »Hast du denn die Beipackzettel nicht gelesen, Mädchen?« Ich versuchte es erneut, verringerte die Dosis langsam und ließ das Bellergal® weg. Damit hörten die unangenehmen Nebenwirkungen auf. Oxazepam, der Wirkstoff von Adumbran®, dagegen wirkte schnell, zuverlässig und völlig ohne Nebenwirkungen. Übrigens bis heute, und zwar auch nach der langen Zeit ohne Dosissteigerung. Ich nahm irgendwann nur noch nachmittags eine halbe Tablette und hatte stets ein paar Notfall-Pillen in der Tasche. Dieser Rettungsanker war so wichtig, dass ich unruhig wurde, wenn ich ihn vergessen hatte. Irgendwann schaffte ich es, die Zauberpillen nur noch zu schlucken, wenn ein besonderes Problem anstand, die Ängste ganz unerträglich, die Selbstzweifel zu groß, die Nächte allzu bedrohlich wurden. Prüfungen, Klausuren und die schmerzlichen Treffen mit Norbert hielt ich ohne Tabletten auch nicht aus. Nachts peinigten mich Zukunftsängste.

Was, wenn ich das Studium nicht schaffte? Würde ich je wieder jemanden lieben können? Einen Menschen finden, der zu mir passte? Dem ich vertrauen konnte? Je wieder glücklich sein?

Was, wenn Norbert zurückkäme? Norbert kam natürlich nicht zurück. Meine Lebenspläne waren dahin. Irgendwie musste ich mir Linderung verschaffen. In dieser Lebensphase zeichnete ich mit Tusche viele Blätter voll mit bedrohlich wirkenden Schwarz-Weiß-Bildern, auf denen knorrige Bäume mit verwachsenen Wurzeln und Ästen und merkwürdig verdrehte Gestalten zu sehen sind. Fast jeden Abend zeichnete ich meine Fantasien. Die Bilder erleichterten mich, halfen, den inneren Aufruhr zu bannen. Ich schrieb Gedichte und kleine Geschichten. So konnte ich meinem Kummer eine Gestalt geben. Sie handelten von schmerzhaften Schnitten und Amputationen, davon, wie man wieder Gehen und Laufen lernen muss, von Tod, Trennung und vom Leben allein oben auf dem Seil. Eine Geschichte beschreibt eine Enthäutung bei lebendigem Leib. Dieses Bild traf meine Situation genau. An vielen Tagen hatte ich jetzt sogar meine dünne, empfindliche Haut verloren.

Im Sommer verbrannte ich Norberts Briefe in unserem Schrebergarten. Es war wie eine Befreiung. Die Fotos packte ich weg. Am absoluten Tiefpunkt traf ich eine Entscheidung: Ich musste weg aus Deutschland. Ganz neu anfangen. Ich bekam ein Stipendium, zog nach England und heilte in der Ferne. Oft hilft eine räumliche Veränderung gut über das Ärgste hinweg. In England kannte mich niemand, hier gab es keinen, der dumme Fragen stellte, hier fand ich neue Freunde, eine neue Liebe, neue Herausforderungen. Ich begann, die englische Sprache zu lieben, vor allem aber den unverwüstlichen Humor, dem nichts heilig ist.

Unwetter und Tornados

Panikstörungen mit ihren spontan auftretenden Attacken gehören zu den heftigsten Angsterfahrungen, die man als Mensch durchleiden kann. Die Angst ist so übermächtig, dass man sich in Lebensgefahr wähnt und glaubt, jeden Moment sterben zu müssen. Panikattacken überfallen einen meist aus heiterem Himmel, ohne einen bestimmten Auslöser. Sie können von wenigen Minuten bis zu mehreren Stunden dauern. Meist ist der Spuk aber schon nach etwa 30 bis 45 Minuten wieder vorbei, auch wenn es sich ewig anfühlt. Danach ist man erschöpft und kommt sich vor »wie gerädert«. Wer die Panik einmal durchlitten hat, wird sie wohl kaum vergessen und möglicherweise Angst haben, dass sie wiederkommt: die berühmte »Angst vor der Angst«. Etwa zwei Drittel der Panikpatienten leiden zusätzlich unter Agoraphobie. Manche Menschen trauen sich aus Angst vor einem Panikanfall gar nicht mehr aus dem Haus. Dummerweise hatte ich meinen ersten Anfall nachts im Bett, leider kein Ort, den man meiden kann. Dort erwischt mich die Angst auch bis heute am schwersten. Menschen, die an einer Panikstörung oder anderen

Angststörungen leiden, können übrigens bei realer Gefahr zum Erstaunen ihrer Umgebung äußerst gefasst und ruhig reagieren. Die für mich merkwürdigste Panikstörung heißt Koro, »kleine Schildkröte«, kommt vor allem in Indien, Indonesien und China vor, befällt nur Männer und tritt gelegentlich sogar als »Epidemie« auf. Die Opfer fürchten, ihr Penis würde schrumpfen und im Bauch verschwinden. Frauen können sie also auf gar keinen Fall bekommen!

Auch in England hatte ich Panikanfälle. Einmal stand ich an der Bushaltestelle zwischen lauter betagten Heimbewohnern. Ich habe das Alter schon immer gefürchtet, doch der massive Anblick verstörte mich damals so sehr, dass ich nach Hause rannte und mir ernsthaft überlegte, ob ich mich umbringen sollte. Ich holte mir ein Glas Wasser, schloss mich ein und warf all meine Tabletten in das Glas. Ich saß lange mit rasendem Herzen da und überlegte. Schließlich schüttete ich alles ins Klo, machte Tee und wartete auf Jacqueline, meine französische Freundin. Ich erzählte ihr nichts.

Kurz darauf hatte ich in der Londoner U-Bahn einen weiteren Panikanfall. Mitten im Tunnel packte mich die Angst so gewaltig, dass ich an der nächsten Haltestelle schweißgebadet aus der Bahn floh, weil ich fürchtete zu ersticken. Ich rannte die Rolltreppe hoch und kam in einen der Londoner Parks. Ich schnappte nach Luft. Es war sehr kalt, und ich beruhigte mich wieder. Eine Zeit lang fürchtete ich, die Panikattacke könnte sich wiederholen, doch außer einem mulmigen Gefühl passierte nichts, obwohl ich jede Woche Zug und U-Bahn fuhr. Ich versuchte schon damals unbewusst, stets in der Nähe einer Tür zu bleiben. Panikanfälle kommen meist jäh wie innere Blitzschlä-

ge und sind nicht unbedingt mit körperlichen Anstrengungen oder bedrohlichen Situationen verbunden. Bei mir erreichen sie fast sofort ihren Höhepunkt und dauern etwa 15 Minuten. Ich erinnere mich sehr gut an das Gefühl intensiver Angst, an die unerträgliche Beklemmung, die Enge in der Brust, die kalte Furcht, auf der Stelle sterben zu müssen. Vielleicht war es kein Zufall, dass ich mich in England beide Male arg bedrängt fühlte, eingekeilt zwischen fremden Körpern. Beide Male flüchtete ich Hals über Kopf, ich wollte nur weg. Auch später hatte ich in ähnlichen Situationen, die mit körperlicher Beengtheit einhergingen, gelegentlich Panikgefühle: als Zuschauerin beim Karnevalszug, im Menschenpulk am Bahnhof oder im Gedränge an der Kinokasse. Auch hier hatte ich Angst, nicht wegzukönnen, keine Fluchtmöglichkeit zu finden.
Einmal erwischte mich die Panik in einer Situation, die mir normalerweise gar nichts ausmacht. Ich saß in einer Krimi-Lesung, als mein Hals plötzlich zu jucken begann. Ich verspannte mich so sehr, dass ich einen Hustenkrampf bekam. Die anderen Zuhörer drehten sich um. Die Autorin unterbrach sogar ihre Lesung. Ich steckte mir aus Verzweiflung ein Kaugummi in den Mund, doch davon blieb mir die Luft weg. Ich glaubte, ersticken zu müssen, rannte nach draußen und stand eine Weile nach Luft ringend auf dem Bürgersteig. Danach floh ich nach Hause. Husten war bei mir oft mit Angst und Stress verbunden, vor allem beim Unterrichten. Wenn ich Pech hatte, musste ich wirklich husten, was mir peinlich war, doch meist ließ sich das Unheil durch Halsbonbons abwenden, außerdem hatte ich immer kaltes Wasser griffbereit. Bestimmte Rituale können sehr hilfreich sein, doch die Panik kann einen natürlich trotzdem unverhofft überfallen.

Am besten versucht man, sich selbst zu beruhigen: »Ganz ruhig, tief durchatmen, das ist nur die Angst, das geht gleich vorbei!« Mir hilft, dass ich genau weiß, was mit mir los ist.

Beim Londoner Notting Hill Carnival erlebte ich, wie eine Frau einen dramatischen Panikanfall erlitt. Sie fühlte sich durch das Gedränge und die Menschenmenge bedroht und schrie so durchdringend, dass sich sofort ein Freiraum um sie bildete. Sie zitterte am ganzen Körper. Ich persönlich fand ihre Angst sehr angemessen. Es gab so gut wie keine Fluchtwege, und man wurde hilflos von der Masse hin und her geschoben. Es war nicht mal möglich, jemanden an der Hand zu halten, man wurde sofort getrennt. Es hätte durchaus zu einer Massenpanik kommen können wie 2010 bei der Love Parade in Duisburg. Ich fuhr sofort nach Hause. Wer weiß, was sonst noch passiert wäre! Auch als ich neulich in einem übervollen Zugabteil mit grölenden Fußballfans reisen musste, geriet ich in gefährliche Nähe eines Panikanfalls. Das Beste, was ich tun konnte, war, meinen Mann anzurufen. Er redete beruhigend auf mich ein. Ich konnte ihn zwar kaum verstehen, aber da war wenigstens jemand, der mit mir litt. Wer Klaustrophobie oder Agoraphobie nicht kennt, sollte sich in Köln mal an Rosenmontag in die Bahn wagen. Keine Ahnung, wie meine fröhlichen Mitbürger das immer heil überstehen, vielleicht haben sie einfach ein dickeres Fell. Mir machen die Menschenmassen auch nach fast vierzig Jahren noch Probleme. Eingezwängt zwischen besoffenen Vampiren, bewaffneten Cowboys, bunten Lappenclowns und fröhlichen Funkenmariechen zu stehen, ist nicht mein Ding, auch wenn ich diese Sardinen-Events bisher in jedem Winter überlebt habe. Ich lege als Angstcharakter Wert auf einen gewissen Mindestabstand. Japaner schließen in diesen

Situationen die Augen, doch das bringe ich aus Angst nicht fertig. Einen schlimmen Panikanfall hatte ich, nachdem ich zum ersten Mal MRT-Bilder von meinen Knochen sah. Bildgebende Verfahren sind Gift für mich! Auch Aussagen wie »Das sieht aber gar nicht gut aus!« oder »Das müssen wir dringend im Auge behalten!« können Stunden später Angstanfälle auslösen. Alles schon passiert. Ganz gefeit bin ich bis heute nicht.

Wahrscheinlich hat jeder Mensch eigene Bilder für seine Ängste, doch bestimmte Symbole scheinen sich geradezu aufzudrängen. Viele Menschen erleben Angstzustände als Kreisen und Wirbeln. Ich habe vier Angstgrade: Spirale, Karussell, Strudel und Tornado. Die Spirale scheint ein geläufiges Angstsymbol zu sein, man

findet sie auf dem Cover vieler Fachbücher. Sie erinnert mich an das ebenfalls häufige Bild der Schmerzspirale, mit der sie vieles gemeinsam hat. Beide entwickeln starke Eigendynamik und sollten möglichst rasch gestoppt werden, damit sie sich nicht immer höher schrauben. Mir hilft, wenn ich versuche, Spiralen auch positiv zu sehen: Die Spirale ist ein altes Symbol für Bewegung und Entfaltung, das Gegenteil von Stillstand. In vielen Kulturen steht sie für Erneuerung, Unendlichkeit und Wandlung. Wenn meine Angst intensiver wird, wird die Spirale zum Karussell, das unkontrollierbar im Kreis rast. Ich kann weder aussteigen noch abspringen und wünsche mir nur, dass jemand kommt und mir hilft. Ich bin dabei unglaublich erhitzt und brauche dringend Kühlung. Frische Luft, Eis und kaltes Wasser wirken bei mir fast immer beruhigend. Andere Menschen können mir in diesem Zustand leider nur helfen, wenn ich mich mitteile, denn äußerlich wirke ich – für mich selbst unbegreiflich – ruhig. Nur mein flammendes Gesicht verrät mich.

Meine schlimmsten Angsterlebnisse sind Strudel und Tornados. In die Strudel stürze ich, wenn ich in meine tiefsten Abgründe blicke, die Furcht vor Sterben, Gewalt, Krieg und Tod. Der Trichterschlund kann mich vorübergehend in die Tiefe reißen, gibt mich aber irgendwann auch wieder frei. Dieses Wissen hilft mir. Strudel sind selten deutlich sichtbar, sie lauern unter der Oberfläche.

Bei echten Panikanfällen packt mich der Tornado. Zunächst schleudert und tobt er, doch auch hier kann ich mich darauf verlassen: Irgendwann kreist er sich müde. Mitten im Tornado fürchte ich manchmal, den Verstand zu verlieren. Starke Schmerzen können bei mir in Panikanfälle münden. Meist verhalte ich mich in diesem Zustand wie ein geblendetes Kaninchen: Ich kann mich nicht mehr rühren. In Gedanken sage ich mir auch hier: »Das ist nur ein Panikanfall! Ich sterbe nicht! Ich werde nicht verrückt! Das ist gleich vorbei!«

Inzwischen gerate ich seltener in innere Unwetter, doch es kann immer noch vorkommen, trotz Training und Therapie. Meine großen Ängste verschwinden ja nicht. Unsere Eltern sind im Winter ihres Lebens, bald werden sie tot sein, und auch wir selbst werden älter und fragiler. Freunden und Bekannten geht es ähnlich, Gespräche tun gut. Ich bin nicht allein. Nicht auf dem Angstkarussell, nicht mal mitten im tosenden Tornado.

Prüfungsangst und Klaustrophobie

Während meines Staatsexamens – ich war 26 Jahre alt – kamen intensive, anhaltende Angstepisoden. Ich hatte unglaublichen Prüfungsstress. Mein Angstpegel war so hoch, dass ich nachts nicht schlafen und tagsüber kaum entspannen konnte. Schon der Gedanke an die Prüfungen führte dazu, dass mir übel wurde. Wie bei der Krise nach der Trennung von Norbert machte ich die Erfahrung, dass mir Hilfe zuteil wurde, als ich offen über meine Angst sprach. Ich ging zu meiner Hausärztin und erzählte ihr von meinem Problem. Dr. Schirmer verschrieb mir zwar keine Psychopharmaka, aber sie schickte mich auch nicht einfach mit Baldrianpillen weg. Sie schenkte mir schlicht wochenlang jeden zweiten Tag ihre Mittagspause. Ich lag mit geschlossenen Augen auf der Liege und ließ mich von ihrer Stimme davontragen. Sie versuchte, mich mit meinem gestressten Körper auszusöhnen, die Angst und die Selbstzweifel zu besänftigen. Ihre Zuwendung berührte mich.

Sie zwang mich, meine größte Sorge konsequent zu Ende zu denken: »Was passiert denn Schlimmes, wenn Sie wirklich durchfallen?« Ich überlegte. »Dann habe ich versagt.« »Ist das wirklich so schrecklich? Werden die Menschen, die Ihnen wichtig sind, Sie dann nicht mehr lieben?« »Doch!« »Na, sehen Sie! Dann machen Sie die Prüfung eben noch mal. Keiner wird sie verurteilen, wenn Sie es nicht schaffen. An Ihrem Wert als Mensch ändert die Prüfung gar nichts! Woher kommt es eigentlich, dass Sie sich so wenig zutrauen?« Es war ein altes Muster. Ich hatte Angst zu versagen und konnte den Gedanken, dass mich jemand bewertete, nicht ertragen. Ich verlor immer mehr Gewicht. »Sie müssen auf sich achtgeben!«, sagte die Ärztin. »Gehen Sie spazieren. Oder ins Kino. Hören Sie Musik. Entspannen Sie sich. Tun Sie sich was Gutes.« Ich ging spazieren und ins Kino, setzte mich mit den Büchern in den Park und hörte meine Lieblingsmusik. Doch es wurde kaum besser.

Manchmal arbeitete ich die halbe Nacht durch. Schon beim Aufwachen traf der Gedanke an die Prüfungen mich wie ein Vorschlaghammer. Wir mussten viele Klausuren und eine umfangreiche Hausarbeit schreiben und zwei lange mündliche Prüfungen durchstehen. Auch meine Freundinnen waren fertig mit den Nerven, ihnen gelang es aber zumindest von Zeit zu Zeit, Abstand zu den Prüfungen zu gewinnen. Am Ende ließ ich mir von meiner Mutter Beruhigungsmittel besorgen. Ohne Tabletten hätte ich den Stress nicht ertragen.

In der Rückschau waren die Prüfungen weit weniger schlimm als erwartet. Ich hätte mich wirklich nicht monatelang aufregen müssen. Das meiste, das ich mir mühsam eingebläut hatte, brauchte ich nicht. Ich bestand mein Staatsexamen problemlos. Aber vor jeder Prüfung rannte ich zum Klo, mein Mund war trocken, mir war schlecht, meine Beine waren wie Pudding. Ich hatte Angst, keinen Ton herauszubekommen. Ich hörte erst unmittelbar vor der Prüfung auf zu lernen. Alle gut gemeinten Ratschläge halfen nicht. »Stell dir deine Prüfer doch nackt vor!« ebenso wenig wie »Der Stress geht weg, sobald es anfängt!«. Bei mir ging er nicht weg. Während einer Prüfung bekam ich eine totale Denkblockade, doch mein Professor half mir durch geschickte Fragen zurück ins Wissen. Merkwürdigerweise überfiel mich nach dem Examen eine tiefe Traurigkeit, die tagelang anhielt. Ich hatte erwartet, erleichtert zu sein, das Gegenteil war der Fall. Ich verfiel in Weltuntergangsstimmung. Vielleicht lag es daran, dass ich kein Ziel mehr hatte oder der Stress plötzlich weg war?

Später habe ich mehrfach ähnliche Erfahrungen gemacht. Ich hatte große Sorgen: Wie sollte es weitergehen? Sollte ich die Referendarzeit machen, obwohl ich wusste, dass der Lehrerberuf nichts für mich war? Ich hatte Zukunftsangst, Existenzangst, Angst, falsche Entscheidungen zu treffen. »Haben Sie Mut, Ihren eigenen Weg zu gehen«, sagte Dr. Schirmer. »Vertrauen Sie Ihrem Schicksal. Es ist nicht wichtig, was die anderen erwarten, sondern was Sie fühlen.« Ich lehnte die erste Referendarstelle ab, um Zeit zu gewinnen. Alles Weitere ergab sich von selbst. Schon während des Studiums hatte ich gemerkt, dass ich sehr gern übersetzte. Als an der Uniklinik eine Übersetzerin für psychiatrische Texte gesucht wurde, bewarb ich mich und bekam die Stelle. Sechs Jahre lang übersetzte ich psychiatrische Bücher ins Deutsche, »studierte« Psychopathologie, besuchte Vorlesungen und Seminare, las Fachliteratur, tauchte immer tiefer in meine eigene Psyche ein und kam auch dadurch meinen Ängsten auf die Spur.

Ich versuchte, mich selbst zu therapieren, betrachtete meine Kindheit, erkannte, was mich früher geplagt hatte und immer noch quälte, verstand, was meinem Vater fehlte. Ich lernte die Namen für viele psychische Probleme, die mein Leben geprägt hatten: Herzneurose, Schulphobie, Trennungsangst, Thanatophobie, Panikstörung, Herz-Angst-Syndrom, frei flottierende Angst, Posttraumatisches Belastungssyndrom. Vielleicht würde mich der Arbeitsplatz abhärten? Immerhin war mein Büro in einer Klinik. Doch die Furcht vor Krankenhäusern blieb. Weder Gewöhnung noch das Flooding der letzten Zeit haben daran etwas ändern können. Zuerst hatte ich ein schönes Zimmer im Laborhaus. Als das Gebäude abgerissen wurde, zog ich in ein Kämmerchen in der geschlossenen Psychiatrie. Damals waren die Stationen noch nach Männern und Frauen getrennt. Auf »meiner« Station waren nur Männer. Leider verstärkte sich dort meine bis dahin nur leicht ausgeprägte Klaustrophobie. Das Furchtbarste war, dass ich Eingeschlossensein und Enge nicht nur fürchtete, sondern tatsächlich fast den ganzen Tag eingeschlossen war. Ich hockte hinter zwei abgeschlossenen Glastüren und einer abgeschlossenen Holztür in einem winzigen Raum mit Fensterfront wie ein Fisch im Aquarium. Mein Schreibtisch stand so, dass ich mit dem Rücken zur Tür saß. Ich hatte zwar einen Schlüssel zu meinem Kämmerchen, doch sämtliche Pfleger hatten auch einen, denn ihre Mäntel und Schuhe befanden sich in meinem Zimmer. Jederzeit konnte jemand unangekündigt hereinplatzen. Sicher war ich nur, wenn ich abschloss und den Schlüssel innen stecken ließ. Die beiden Außentüren musste ich mir jedes Mal von einem Pfleger aufschließen lassen, wenn ich das Gebäude betreten oder verlassen wollte. An der linken Seite meines Zimmers waren Fenster, durch die Patienten hereinsehen konnten. Sie taten mir nichts, doch es war ein unangenehmes Gefühl. Fremde Hände drückten die Klinke herunter. Im Flur spielten Patienten Tischtennis, und ich konnte alles verstehen, was sie sagten. Es wäre vielleicht weniger schlimm gewesen, wenn ich sie gesehen hätte. Keiner ahnte, dass ich mithörte, auch das war mir unangenehm. Ich wusste nie, wann der nächste Tischtennisball gegen die Tür schmettern, die nächste Hand ans Fenster klopfen würde. Hinter der mittleren Wand lag der Gemeinschaftsraum der Tagesklinik. Ich hörte Stimmen und Musik, manchmal Radiofetzen, Geschirr und die Kaffeemaschine. Manchmal schrie, sang oder weinte jemand. Hinter der Spind-Wand murmelten die Ärzte ihre Fallbesprechungen.

Ich kam mir vor wie die Stimmenhörer im Flur. Manchmal bekam ich Angst, verrückt zu werden. Ich wusste, dass die Stimmen real und nicht in meinem Kopf waren, und doch war es beängstigend. Es waren so viele Stimmen! Ich versuchte, das Beste aus meiner Situation zu machen. In der Kammer entstanden meine Erzählungen »Winter Hill«, die in der geschlossenen Psychiatrie spielt, und »Der innerste Raum«, die im Hirn eines Mannes spielt, der den Verstand verliert. Ich klagte nicht. Die Alternative zum Kämmerchen war ein Eckchen im Klinikflur, da konnte ich auch nicht übersetzen, da hätte ich nicht mal genug Platz für meine Sachen gehabt. Als ich endlich nach mehr als einem Jahr den Schlüssel für die Außentüren erhielt, musste ich versprechen, niemanden nach draußen zu lassen. Prompt passierte es mir, dass ich einen der Ärzte vergrätzte. Er trug keinen Kittel, ich kannte ihn nicht, folglich ließ ich ihn nicht hinaus. Er schimpfte, doch ich blieb eisern. Schließlich wollte ich meinen Schlüssel nicht wieder verlieren. Ich hätte auch den Papst und den Bundeskanzler nicht hinausgelassen.

Es war eine merkwürdige Welt. Es saßen immer Patienten im Flur und beobachteten mich. Ich war ein Fremdkörper, wusste in den meisten Fällen nicht, welche Störungen die Patienten plagten. Möglicherweise hielten sie mich für eine Spionin aus dem Vatikan? Keiner wusste, wer ich war und was ich hier tat, und ich traute mich nicht, mit den Männern Kontakt aufzunehmen. Vielleicht hätte es schon geholfen, wenn mich jemand den Patienten vorgestellt hätte. Doch daran dachte keiner, und ich traute mich nicht, selbst die Initiative zu ergreifen. Nur als ich eines Morgens meinen Nachbarn, einen jungen Maler, auf dem Flur traf, verlor ich vorübergehend meine Befangenheit. Er erzählte mir, dass er sich wegen seiner Depression freiwillig habe einweisen lassen. Jetzt gehe es ihm schon viel besser. Wir unterhielten uns noch einige Male, dann wurde er entlassen.

Monatelang verschwand ich morgens eilig in meinem Stübchen und stahl mich nachmittags rasch wieder davon. Nur gut, dass ich ein Telefon hatte, auch wenn ich mich kaum zu telefonieren traute. Ich wurde offenbar langsam, aber sicher paranoid, überlegte mir sogar ernsthaft, ob das Telefon vielleicht abgehört würde und die Patienten im Flur alles, was ich sagte, verstehen könnten. Irgendwann fühlte ich mich auch außerhalb der Klinik überall beobachtet. Die Beklemmungsgefühle waren nicht neu. Zum Teil gipfelt diese Störung in bizarren Situationen: Mein einziger Bräunungsversuch auf einer Sonnenbank musste nach wenigen Sekunden abgebrochen werden. Unvorstellbar, unter dem Sargdeckel im heißen Licht länger auszuharren!

In der geschlossenen Männerstation fühlte ich mich höchst unwohl. Das Fenster ließ sich nicht öffnen, die Türen waren abgeschlossen. Mein Kämmerchen roch nach fremden Schuhen und Mänteln. Meine Beengtheitsgefühle beschränkten sich nach einigen Monaten nicht mehr nur auf meinen Arbeitsplatz. Das ganze Ausmaß des Problems wurde mir erst bewusst, als ich bei meinen Eltern nicht mehr in meiner Ecke auf der Küchenbank sitzen konnte. Doch es wurde noch schlimmer. Mir war schon mulmig, wenn ich in die Bahn stieg. Ich versuchte, möglichst oft an der frischen Luft zu sein, fuhr stundenlang mit dem Fahrrad durch den Wald, wo ich tief durchatmen konnte. Richtiges Atmen ist ein gutes Gegenmittel bei Klaustrophobie. Genau wie innerlich Ruhe zu bewahren, so paradox es sich auch anhört: »Das ist doch nur die Klaustrophobie, also bleib ganz ruhig!« Glücklicherweise dauerte die ganz schlimme Phase, in der ich kaum ertrug, wenn mir Fremde zu nahe kamen, nicht lange. Die leichte Form habe ich nach wie vor, aber die halte ich gut aus. Notfalls sage ich offen, was mich plagt und kämpfe für meinen kleinen Sicherheitsabstand. Wenn man mich zu sehr bedrängt, gehe ich. Alles besser als ein Panikanfall!

Als mein Vertrag an der Klinik nach sieben Jahren nicht verlängert wurde, war ich fast erleichtert. Kurz darauf gewann ich bei einem Preisausschreiben eine Reise in die USA. In der Weite Arizonas verlor sich meine Klaustrophobie. Ich erinnere mich noch an den befreienden Moment auf dem Highway unter dem hohen Himmel in den unendlichen Plains. Es war eine innere Explosion, die Fesseln fielen ab, ich fühlte mich befreit und überglücklich wie ein Sandkörnchen in der Unendlichkeit. Vielleicht war die Landschaft eine Art Gegenpol? Ich hatte in der Natur noch nie so ein Gefühl von Freiheit. Es war das krasse Gegenteil von Enge und Ersticken. Vielleicht wirkt so ein intensives Natur-Flooding auch bei anderen?

Klassenkämpfe und Lampenfieber

Die Sozialen Phobien bilden eine eigene Gruppe von Ängsten. Sie sind recht häufig und vielen Menschen zumindest ansatzweise bekannt. Viele kennen die Furcht, öffentlich zu reden, die übertriebene Angst vor Autoritätspersonen, die Angst, im Mittelpunkt der Aufmerksamkeit zu stehen, Fremde zu treffen, neue Kontakte zu knüpfen oder kritisch bewertet oder beurteilt zu werden, z. B. in Prüfungen, bei Vorstellungsgesprächen oder auf der Bühne. Manchmal ruiniert man sich durch die übersteigerte Aufregung sogar unnötig selbst seine eigentlich guten Chancen. Dann kommt es mitten in der Prüfung oder im Unterricht zum Blackout oder Angstanfall. Menschen mit Sozialen Phobien sind nicht nur schüchtern und bescheiden im üblichen Sinne, ihre Ängste sind extrem. Keiner hat gern, wenn einem der Chef über die Schulter schaut, Menschen mit Sozialer Phobie quälen sich nächtelang mit dem Gedanken, dass dies passieren könnte. Sozialphobiker hassen es, wenn man sie beobachtet, und ertragen schlecht, wenn man sie kritisiert. Sie nehmen alles persönlich, und ihr Stress macht alles noch schlimmer. Ich weiß, wovon ich rede!

Manche Menschen mit sozialen Ängsten haben sogar Probleme, in Gegenwart anderer entspannt zu essen. Auch das kenne ich nur zu gut. Als Kind machten mir selbst die Mahlzeiten zu Hause Stress, noch schlimmer war es in Restaurants oder wenn wir eingeladen waren. Ich machte mich schon Stunden vorher verrückt. Später hat sich diese Scheu durch Gewöhnung von selbst erledigt, doch es gibt auch heute noch Rückfälle, z. B. wenn ich die Leute nicht kenne, die Runde zu groß oder mein Teller zu voll ist. Dann schlucke ich Luft und bekomme einen Trommelbauch. Es gibt Tricks, mit denen ich mir helfen kann, dann habe ich eben notfalls Fisch-Allergie oder Magenverstimmung. Egal, was die Tischrunde denkt, immer noch besser als ein Steinmagen. In Hotels bewege ich mich heute erstaunlich sicher und angstfrei. Reine Gewöhnung! Am Anfang bekam ich keinen Bissen runter, heute genieße ich meine Freiheit.

Menschen mit Sozialen Phobien fürchten auch, angesprochen zu werden, zu telefonieren, am Schalter Geld abzuheben oder Tickets zu kaufen oder sich mit Fremden zu unterhalten. Entspannter Small Talk? Unmöglich! Als Kind und junges Mädchen hatte ich damit Riesenprobleme. Telefonate und Einkäufe erledigte immer meine Mutter. Sie hat sich sogar einmal erfolgreich telefonisch für mich als Dozentin beworben, weil ich mich selbst nicht anzurufen traute. Mit Fremden zu reden vermied ich, wo ich nur konnte. Das führte natürlich dazu, dass ich nie richtig üben konnte. Übung macht hier nämlich wirklich den Meister, also tapfer weitermachen, notfalls auch mal blamieren. In Läden kaufte ich früher oft Kleidungsstücke, die mir nicht gefielen oder nicht passten, bloß weil ich es nicht schaffte, der Verkäuferin zu sagen, dass ich den teuren Pullover lieber doch nicht wollte. Ich fand es so peinlich, nichts zu kaufen, dass ich lieber mein Geld für ein hässliches Kleidungsstück ausgab. Ich habe mich deswegen sehr geschämt. Das Kauf-Problem hatte ich sehr lange, vor allem wenn es um Schuhe ging. Erst eisernes Training brachte Besserung. Wochenlang zwang ich mich immer wieder in verschiedene Läden, ließ mich eingehend beraten, hielt den Stress tapfer aus und sagte zum Schluss: »Das muss ich mir noch mal überlegen« oder »Das passt mir leider doch nicht«. Manchmal nahm ich eine Freundin mit, und gab vor, Engländerin zu sein. Karla dolmetschte, und ich merkte mir, wie sie es anstellte, sich höflich aus der Affäre zu ziehen, und versuchte es danach selbst. Rückfälle habe ich selten. Nur im vorigen Jahr passierte es doch wieder. In einem kleinen Laden, der von einer alten Dame geführt wurde, wollte ich zwei hübsche Bögen Geschenkpapier kaufen. An der Kasse verlangte die Dame 32 Euro. Ich hatte höchstens mit sechs Euro gerechnet, schaffte es aber nicht, ihr zu sagen, wo sie sich ihr Papier hinstecken sollte. Ich wurde knallrot, nahm allen Mut zusammen und murmelte zaghaft: »Das ist aber teuer!«. Woraufhin sie fein lächelnd »Ja, ja!« sagte. Da war meine Gegenwehr gebrochen und ich blätterte ihr beschämt das Geld hin. Nachdem ich mich im Café von dem Schock erholt hatte, überlegte ich, warum mir das passiert war.

Offenbar kamen mehrere Stresspunkte zusammen: Es war ein enger, voller Laden, mir war heiß, hinter mir scharrten ungeduldige Kunden mit den Hufen, die Frau hatte die Bögen mühsam aus einem Stapel herausgesucht, ich wollte mich nicht blamieren. Das Allerschlimmste war, dass mein inneres Kind Angst hatte. Die Alte sah nämlich aus wie aus dem Märchenbuch. Rabenschwarze Haare, Bienenkorbfrisur und eine Warze auf der Nase. Sie hatte sogar einen Stock. Bestimmt hätte sie mich verzaubert! Zu allem Übel waren Märchenmotive auf den Bögen: Hexen. Ich brauchte Tage, bis ich meinem Mann davon erzählte. Wenn ich den Schock endgültig überwunden habe, lasse ich die Bögen rahmen.

Schon als Kind hatte ich Angst vor Blamagen. Beim Vokabelabfragen versagte ich prompt, wenn ich drankam. Oft führt die Angst nämlich leider dazu, dass genau das passiert, was man fürchtet: Beim Aufsagen von Gedichten bleibt man stecken, bei der Theateraufführung verhaspelt man sich, beim Unterrichten versagt die Stimme. Für schüchterne Menschen ist das Lehrerdasein ein Albtraum. Am liebsten hätte ich Psychologie studiert, doch Eltern, Norbert und Lehrer rieten entschieden davon ab und meinten, ich solle doch Studienrätin werden. Ich konnte mich nicht durchsetzen, obwohl ich ahnte, wie ungeeignet ich für diesen Beruf war. Manchmal hatte ich nach dem Unterricht das Gefühl, als hätten Vampire alle Kraft aus mir herausgesaugt. Als Assistant Teacher in England fiel mir das Unterrichten so schwer, dass ich schon Stunden vorher Durchfall und Brechreiz hatte. Ich zwang mich förmlich in die Klasse, starb während des Unterrichts tausend Tode, und mein Mund war trocken wie die Wüste. Ich war eine komplette Versagerin. Mein Albtraum hieß Willis Coleman. Willis war ein renitenter, dicker, zwölfjähriger Junge, der während des Unterrichts fluchte, rülpste, furzte und mich sekundenschnell zu einem wehrlosen Nervenbündel zusammenschrumpfen ließ. Zuerst ignorierte ich ihn. Dann versuchte ich zu schimpfen. Er lachte nur, und ich war sprachlos. Die Klasse war außer Rand und Band, wenn er seine Show abzog. Von Unterrichtsgestaltung hatte ich damals keine Ahnung, ich wollte einfach nur lieb und nett sein. Im autoritären englischen

Schulsystem war diese Methode genau falsch. Die pubertierenden Jungs machten mit mir, was sie wollten. Der Unterricht war eine einzige Erniedrigung. Nein, Lehrerin wollte ich auf keinen Fall werden! Ich bin weder Masochistin noch Dompteuse oder Clown. Dass Willis aus einer kaputten Familie stammte, half mir nur wenig.

Mein Stressgipfel war erreicht, als sich etwa zwanzig Jungs eines Morgens nach strammen Hitlergruß auf Kommando von Willis auszuziehen begannen. Als sie bei der Unterwäsche angekommen waren, floh ich unter grölendem Gelächter aus dem Klassenzimmer und klagte einem Kollegen mein Leid. Er bestrafte das Rudel so drakonisch, dass eine Weile Ruhe herrschte. In England durften Lehrer damals Schüler noch schlagen. Willis kam irgendwann nicht mehr in meinen Unterricht, aber meine Angst blieb, verfolgte mich vor allem nachts und tat eines Tages richtig weh: Ich bekam wahnsinnige Rückenschmerzen. Sie wurden so schlimm, dass ich weder liegen noch sitzen konnte. In der Nähe der Wirbelsäule waren kleine Knubbel unter der Haut, die schmerzten und bei mir zu den schlimmsten Befürchtungen führten. Waren das Tumore? Hatte ich Krebs?

Der Arzt, dem ich mich anvertraute, kannte die Knubbel. Das seien »pain nodes«, sie würden von selbst verschwinden, ich sollte mich nur entspannen und Sport treiben. Während der nächsten Monate ging ich zweimal die Woche ins Hallenbad und ließ mich treiben. Ich schloss die Augen und genoss es, vom Wasser getragen zu werden. Die Knubbel verschwanden tatsächlich wieder. Heute kenne ich ihren richtigen Namen: Myogelosen, umschriebene, tastbare, oft druckschmerzende Verdickungen und Verhärtungen von Muskeln sowie Knoten und Wulstbildungen.

In Deutschland konnte ich mit meiner Fächerkombination nichts anderes als Lehrerin werden, doch schon der Gedanke an die Referendarzeit, aus der alle nur Furchtbares berichteten, machte mir Angst. In meinem Haus wohnten zwei ehemalige Studienrätinnen, die vorzeitig pensioniert worden waren und nur Schlimmes zu berichten hatten. Wie viele Lehrer sich täglich in ihre Klassen zwingen, weiß ich nicht. Sicher mehr als man denkt. Da ich kaum Geld hatte, musste ich mich während des Studiums irgendwie über Wasser halten. Ich nahm allen Mut zusammen und beschloss, trotz meiner Probleme weiter zu unterrichten, diesmal Erwachsene, zunächst mit ähnlichen Beschwerden.

Dabei setzte mir vor allem meine negative Erwartung zu. Ich hatte Angst, alles falsch zu machen, stecken zu bleiben, Schwachsinn zu reden, mich zu blamieren. Hatte Angst, die Schüler würden davonlaufen, sich beschweren oder mich langweilig finden. Ich machte mir Sorgen, dass ich den Stoff nicht richtig vermitteln konnte. Meine Probleme entsprachen ziemlich genau den Symptomen bei Sozialen Phobien. Ich fand es unerträglich, im Zentrum der Aufmerksamkeit zu stehen oder mich unpassend oder peinlich zu verhalten. Auch als VHS-Dozentin hatte ich jahrelang Angst und entwickelte schon am Vorabend alle gängigen Stress-Symptome. Stundenlang übte ich vor dem Spiegel, um sicher zu sein, dass ich »richtig« saß, meine Stimme laut genug war, ich mich nicht versprach und der Unterrichtsstoff haargenau in die Doppelstunden passte. Das war extrem wichtig! Sobald ich aus dem Takt kam, war es um mich geschehen. Ich weiß nicht, ob meinen Schülern damals auffiel, wie verkrampft ich war. Möglicherweise merkten sie nichts. Ich wirke nach außen immer gelassener als ich bin. Ich hatte sehr nette Klassen

und keinen Grund zur Panik, doch dieses Argument ließ meine gestresste Psyche nicht gelten.
Unsichere und ängstliche Menschen versuchen oft, ihre sozialen Probleme mit Alkohol zu lindern. Aufgrund meiner Alkoholunverträglichkeit konnte ich diese Methode dummerweise nie ausprobieren. Wie toll schon ein paar Gläser Bier wirken, sah ich bei meinen Studenten. Manche sprachen nach drei Guinness fließend Englisch. Mein Dilemma bestand darin, dass ich mir nichts zutraute, aber trotzdem einen möglichst guten Eindruck machen wollte und dadurch nur noch verkrampfter wurde. Mir halfen wie so oft Übung und Erfahrung. Es ist wie beim Klavierspielen: Man übt und übt, und irgendwann kann man spielen.
Bewerbungsgespräche, Prüfungen, Partys und Konferenzen hasse ich immer noch, aber das Unterrichten verlor irgendwann seinen Schrecken. Ich war gut vorbereitet, kannte den Lehrstoff, wusste, dass meine Stimme mich nicht im Stich ließ, und spürte genau, wann die 45 Minuten um waren. Ich blieb sogar locker, wenn ich nicht alles schaffte, was ich mir vorgenommen hatte, oder mal ein Wort nicht wusste. Ich unterrichtete fast zwanzig Jahre lang an verschiedenen Schulen und Instituten Englisch, aber auch Deutsch für Ausländer und Aussiedler. Merkwürdigerweise hatte ich weniger Probleme, wenn ich Englisch sprechen konnte, weil ich dann in meine »bessere Hälfte« schlüpfte. Englisch ist für mich wie ein Schutzmantel, der sogar bei Prüfungen und Seminaren an der Uni funktionierte, in gewisser Weise aktiviere ich damit eine völlig andere Seite meiner Persönlichkeit. Frances ist selbstsicher, ironisch und schlagfertig. Beim Unterrichten lief sie gelegentlich sogar zu Hochform auf. Bei Semesterbeginn und in neuen Klassen verspürte auch sie leichte Fluchttendenzen, doch der Stress ließ

schnell nach. Sie thronte entspannt auf dem Pult, ließ die Beine baumeln, und es war ihr egal, ob ihr Gesicht rot war oder nicht. Manchmal war sie am Ende der Stunde richtig euphorisch. Wenn sie sich versprach, sah man ihr das als Muttersprachlerin nach. Auch sie hatte gelegentlich Denkblockaden. Wörter fielen ihr nicht ein, Namen von Kursteilnehmern waren weg, Buchtitel gelöscht. Sie nahm es mit Humor. Meine deutsche Hälfte war das Problem! Sie hatte Studenten aus aller Welt, durfte nur Deutsch sprechen und unterrichtete im Wechsel mit einer exzentrischen Kollegin. Ich erinnere mich noch an den Schrecken, wenn die Dame morgens mit Jammerstimme anrief, weil sie wieder mal Migräne hatte. Natürlich hatte sie kein Unterrichtsmaterial vorbereitet, sie machte das ja spontan, und sie konnte auch nicht sagen, welche Übungen sie bereits durchgenommen hatte.

Sie war dominant, genau wie einige der Studenten. Zwei südamerikanische Machos schafften es immer wieder, mich aus der Fassung zu bringen. Es reichte, wenn sie mich anstarrten. Ich wurde knallrot. Es war die Hölle an Peinlichkeit, und mein Körper spulte sein gesamtes Stress-Programm ab. Nur bei den asiatischen Studenten fühlte ich mich wohl, hier gab es nie Autoritätsprobleme. Sie waren freundlich und höflich. Offenbar stimmte bei uns die Chemie.

Irgendwann merkte ich: Übersetzen eignet sich hervorragend für Sozialphobiker. Ich beschloss, nur noch an der Volkshochschule zu unterrichten und mehr Bücher zu übersetzen. Man hat seine Ruhe, ist nur sich selbst Rechenschaft schuldig und hat weder stressige Kollegen noch Vorgesetzte. Da ich Zeitdruck hasse und ziemlich perfektionistisch bin, nehme ich nur Aufträge an, bei denen ich genug Zeit habe. Wahrscheinlich war ich keine schlechte

Dozentin, aber als schüchterner Mensch hätte ich mich immer lieber verkrochen statt allein vorn zu stehen. Meine Tätigkeit an der Volkshochschule gipfelte übrigens in einem unerwarteten Happy End. Im Januar 1998 kam ein überaus sympathischer Mann in einen meiner Kurse. Ich erinnere mich noch, wie er den Raum betrat, unschlüssig stehen blieb, neben dem Pult Platz nahm und dem Unterricht aufmerksam folgte. Wir waren von Anfang an ein Team. Er hatte ein Wörterbuch dabei, und wenn mir ein Wort nicht einfiel, schlug er es nach und flüsterte es mir diskret zu. Dass ich mich verliebt hatte, merkte ich erst, als ich bei Kursende tieftraurig war, weil ich ihn mehrere Monate lang nicht sehen würde. Ich wusste nichts über ihn. Er gefiel mir einfach. Ich war überglücklich, als er mir am letzten Abend gestand, dass es ihm genauso gehe. Zum Glück liebte er nicht nur Frances, sondern auch Beate. Wir heirateten im selben Jahr.

Merkwürdigerweise habe ich heute bei all meinen Lesungen keine Fluchttendenzen. Noch vor wenigen Jahren starb ich schon im Voraus tausend Tode, hatte Angst, mich zu verlesen oder zu leise zu sprechen und konnte mir nicht mal vorstellen, auch nur einen spontanen Satz zu sagen. Nachdem mein erster Roman erschienen war, merkte ich zu meiner Überraschung, dass die lähmende Auftrittspanik einer völlig neuen Empfindung gewichen war. War das etwa ganz »normales« Lampenfieber? Der Abend der Buchvorstellung gehört zu den schönsten meines Lebens. Endlich hatte ich es geschafft! Heute kann ich endlich an mich glauben und mir vertrauen. Immerhin zeigen die Lesungen ja, dass sich jemand für meine Bücher interessiert, dass ich Menschen erreiche, die ähnlich fühlen, dass ich Erinnerungen wecken und meine Zuhörer sogar zum Lachen bringen kann. Ich bin glücklich, dass ich eingeladen werde und lesen darf. Von lähmender Bühnenangst keine Spur. Natürlich »probe« ich vorher, versuche, ein Gefühl für problematische Textstellen zu bekommen und mich zeitlich einzuschätzen. Doch beim Lesen bleibe ich spontan und überrasche mich manchmal sogar selbst. Erst unmittelbar vor dem »Auftritt« werde ich aufgeregt, doch nach dem kurzen Sorgenblitz fühle ich nur einen angenehmen Eu-Stress, den ich vorher nie kannte. Ich wage sogar Gedankenexperimente und male mir aus, dass viele Zuhörer da sind, applaudieren, mein Buch kaufen und interessierte Fragen stellen, sehe mich signieren oder Interviews geben. Offenbar habe ich es bei dieser großen Angst aus eigener Kraft geschafft. Meine Bücher sind meine Kinder, wenn sie bei mir sind, brauche ich keine Angst zu haben.

Als ich neulich vor 120 unbekannten Personen lesen sollte, wurde mir beim Anblick des riesigen Saals doch etwas flau. Ein Härtetest! Doch alles war gut vorbereitet, es gab ein Ansteck-Mikrofon, einen Tisch mit Wasserglas und Leselampe, und die Zuhörerinnen und Zuhörer freuten sich. Das Wichtigste ist, dass ich meinen Text und die beiden Mädchen, von denen das Buch handelt, genau kenne. Ich weiß, wie ihre Stimmen klingen und was sie fühlen. Ich vertraue darauf, dass meine Stimme entspannt bleibt. Sollte ich mich versprechen, husten oder rot werden, ist das nicht tragisch. Das passiert Profis auch. Nobody is perfect. Das prickelnde Lampenfieber, das eher beflügelt als hemmt, ist eine völlig andere Empfindung als Unterrichtspanik und Auftrittsangst. Hier hat sich ein Denkmuster radikal geändert. Früher hätte ich gebangt: »Das schaffe ich nie!«, heute denke ich: »Das klappt schon!« Mit jedem Erfolg verstärkt sich die positive Konditionierung.

Zwangsjacke und »Kummerbund«

Manche Menschen versuchen, ihre unerträglichen Ängste durch Zwangsrituale zu lindern. Sie leiden an einer Zwangsstörung. Man zählt die Zwänge zu den Angststörungen, da die Rituale und zwanghaften Gedanken die Funktion haben, die Ängste der Betroffenen zu bekämpfen. Zu den häufigen Impulsen gehören Waschzwänge, Reinigungszwänge, Kontroll- und Ordnungszwänge sowie Wiederholungszwänge. Daneben kann es auch zu Zwangsgedanken oder Zwangsvorstellungen kommen, die häufig aggressive und sexuelle Inhalte haben, aber auch blasphemisch sein können. »Zwänge werden vom Betroffenen als sinnlos, unangenehm, quälend und psychovegetativ belastend erlebt, sie werden als eigene Gedanken und Impulse erkannt, was große Schuldgefühle auslöst. Zwangsrituale erscheinen als lästig, aber unvermeidlich und dienen nicht der Durchführung an sich nützlicher Tätigkeiten, sondern nur dazu, die Anspannung zu mindern und vermeintliche Gefahren abzuwehren. Wenn die Zwänge nicht ausgeführt werden, kommt es zu großer Unruhe und Angst«, schreiben Morschitzky und Sator in ihrem Buch. Ich

leide glücklicherweise nicht an einer Zwangsstörung, kenne die Probleme aber aus nächster Nähe, denn ich habe acht Jahre lang mit einem Mann zusammengelebt, den sowohl seine Zwangsgedanken als auch seine Zwangshandlungen sehr quälten.
Finn stammte aus der Nähe von Dublin, lebte noch nicht lange in Deutschland und war ein großer Junge auf der Suche nach Sicherheit oder besser gesagt einer fürsorglichen Mutter. Er hatte Probleme mit seiner katholischen Erziehung und noch viel mehr Ängste als ich. Meine Liebe zu Finn war von Anfang an traurig. Wenn man in seine Seele schaute, hatte man das Gefühl, in einen bodenlosen Brunnen oder einen dunklen Spiegel zu blicken. Als wir uns kennenlernten, waren wir beide 34 Jahre alt. Finn lebte zunächst noch bei seiner Ex-Freundin, die sein Zimmer aber schon für seinen Nachfolger beanspruchte. Und so stand er eines Tages mit seinen Habseligkeiten vor meiner Tür und zog ein. Seine vielen Störungen brachte er mit. Mir war nicht wohl dabei, aber er tat mir leid und brauchte Hilfe.
Was ich nicht wissen konnte: Finns Ängste kamen nicht allein. Ihre Begleiterinnen waren Depressionen und Zwänge. Zu den Zwängen konnte ich einigermaßen Distanz wahren, sie waren nicht ansteckend und ich kannte sie recht gut aus meinen Übersetzungen. Der Umgang mit den Depressionen war weit schwieriger. Gelegentlich rissen sie auch mich nach unten, hüllten unsere Tage in schwarze Tücher und lähmten auch meine Lebensfreude. Für Finn begann fast jeder Tag dunkel und bedrückend, und abends fiel er erschöpft von seinen sinnlosen inneren Kämpfen ins Bett. Ich war bald heillos überfordert mit all den fremden Ängsten, die meine eigenen so sehr verstärkten, dass auch ich immer wieder den Boden unter den Füßen verlor.

Wir sprachen fast ausschließlich über Finns psychische Probleme. Zuerst hatte ich noch gehofft, ich könnte ihm helfen. Im Nachhinein sehe ich, dass ich mich maßlos überschätzte. Als Retterin in der Not sah ich mich, als jemand mit Kraft für zwei. Dass Finn mir nicht helfen konnte, dass er mir keine Stütze sein konnte, war von Anfang an klar. Er war ein tragischer Held, einsam und traurig wie James Dean. Aber bisher war ich ja ganz gut mit der Angst klar gekommen. Ich würde das schon schaffen!
Finns Haut war noch dünner als meine. Seine Antennen waren noch feiner. Jedes Wort musste sorgsam gewählt und genau überlegt sein, vorsichtig in alle Richtungen gedreht und gewendet werden, bevor man es aussprach. Wenn es nicht genau das richtige Wort war, hakte Finn sofort ängstlich nach. Ich durfte keine Zweifel an meinen Gefühlen oder Gedanken haben, sonst stürzte Finn in eines seiner Angstlöcher, und es kostete uns beide sehr viel Kraft, ihn wieder herauszuziehen. Alles musste bedacht, geplant und ausführlich besprochen werden. Neues und Unerwartetes kam Katastrophen gleich, ein kaputter Kühlschrank war eine Tragödie, Handwerker oder Rechnungen brachten seine Lebensplanung völlig durcheinander. Besuch war Stress pur, also hatten wir keinen. Finns Existenz war von allen Seiten bedroht. In seinen Befürchtungen standen wir ununterbrochen vor Trennung, Wohnungsverlust, Krankheit und finanziellem Ruin.
Die Honorare für meine Übersetzungen und Kurse kamen unregelmäßig, es war also wirklich nicht einfach. Finn hatte noch weniger Geld als ich, denn er schlug sich nur mit Gelegenheitsjobs durch. Er war häufig krank, konnte dann nicht arbeiten und bekam folglich kein Geld. Er hatte nicht mal ein eigenes Bankkonto und ließ sich sein Geld bar auszahlen. Wir kamen gerade so über

die Runden. Meine eigenen Befürchtungen und Unsicherheiten wurden täglich verstärkt. Dass er seine Sorgen und Ängste mit Medikamenten, Zigaretten, Drogen und endlosen, sinnlosen Ritualen zu bewältigen suchte, konnte ich verstehen. Es gelang uns, seine Zwänge etwas abzumildern, indem ich ihn ständig beruhigte und ihm viele Entscheidungen und Verantwortungen, die er selbst nicht ertrug, abnahm.

Die bizarren Zählzwänge konnten wir mit bestimmten Ritualen zumindest auf kleinere Werte schrumpfen lassen, sodass er sie von hundert Mal Kleidungsstücke-Drehen auf zwanzig und von fünfzig Mal Ein- und Aussteigen in die Badewanne auf zehn verringern konnte. Manchmal fanden wir weniger strapaziöse Ersatzhandlungen oder ich überzeugte ihn davon, dass kleinere Zahlen, z. B. die Drei oder die Zwölf, die ja in vielen Religionen heilige Zahlen sind, auch für ihn besonders »gut« waren. Wie erfolgreich ich dabei war, weiß ich nicht, er quälte sich ja die meiste Zeit heimlich damit ab. Treppenstufen mussten stets mehrfach mit den Zehenspitzen berührt, Kanaldeckel auf der Straße sorgsam in bestimmter Schrittfolge umtänzelt werden, Türschwellen durften nur unter Einhaltung bestimmter Rituale überschritten werden. Außenstehende merkten davon nichts, es geschah immer sehr schnell, unauffällig und fast automatisch. Aber ich sah es. Meine Antennen wurden immer feiner, ich sah, wie er sich mühte.

Bestimmte Gegenstände, Gedanken und Handlungen mussten auf jeden Fall vermieden werden. Manche Zahlen und Symbole waren böse, verwerflich und schlecht, andere waren gut und galten als positive Vorzeichen. Den ganzen Tag verbrachte er damit, drohendes Unheil und gefährliche Krankheiten durch komplizierte Vermeidungen und Abwehrhandlungen zu kontrollieren und abzuwenden. Zu seiner Beruhigung waren zahllose Rückversicherungen nötig. Immer wieder fragte Finn besorgt nach und holte sich Hilfe von mir, seinen Ärzten oder von einer Kollegin, der er vertraute.

Er kämpfte mit allen Kräften gegen seine magischen Rituale, die er als unsinnig erkannte, aber trotzdem nicht lassen konnte, gegen seine »bösen«, »sündhaften«, »unreinen« und »aggressiven« Gedanken, die ihm dauernd zwanghaft durchs Hirn schossen. Die damit verbundenen Schuldgefühle hielt er allein nicht aus. Er fühlte sich erst besser, wenn er die schlimmen Gedanken jemandem mitteilte, merkte aber sofort, wenn sie andere erschreckten oder verletzten. Das war der Beweis dafür, dass er wirklich verachtenswert und schlecht war! Dann hasste er sich noch mehr und musste sich sofort drakonisch bestrafen.

Wenn die aggressiven Gedanken gegen mich gerichtet waren, schockierten sie mich, auch wenn ich mir immer wieder sagte, dass es Zwangsgedanken waren. Finn war genauso entsetzt, spürte meinen Zwiespalt, fühlte sich schuldig und hasste sich nur noch mehr. Ich konnte nicht begreifen, wie ein so sanfter, sensibler Mensch so viele grausame Gewaltgedanken haben konnte. Die ersehnte Beruhigung gelang immer nur für ganz kurze Zeit. Manchmal dauerte Finns Erleichterung und Erlösung nur wenige Minuten. Es war kräftezehrend und frustrierend. Die ständigen Rückversicherungen, Gewissensbisse und Entschuldigungen waren für andere nicht nachvollziehbar und für mich besonders schwer zu verkraften, wenn sie meine eigenen Problembereiche berührten: Krankheit, Sterben und Tod.

Genau das waren auch Finns Kernängste. Körperliche Symptome jeder Art führten bei Finn zu so großer Unruhe, dass er sofort einen Arzt aufsuchte oder zumindest in der Praxis anrief, um abzuklären, dass »nichts Schlimmes« oder gar Lebensbedrohliches dahintersteckte. Stundenlang machte er sich Sorgen, ob er sich vielleicht an irgendeiner tödlichen Krankheit angesteckt hatte oder anstecken könnte. Entwarnung konnte er nur von einem Arzt akzeptieren. Doch die nächste Krankheit lag bereits auf der Lauer. Finn gehörte sicher zu den bestuntersuchten Personen der gesamten Stadt.

Unser Leben war eingezwängt in einen kleinen, engen, blitzblank gescheuerten, grell beleuchteten Käfig aus Sorgen, Angst und Furcht. Viele Jahre lang versuchte ich, Finns Probleme zusätzlich zu meinen eigenen zu schultern, doch sie wogen schwer und drohten, auch mich unter sich zu begraben. Ich hatte Verständnis für Finn, fühlte mit ihm und wollte unbedingt, dass sein Leben endlich lebenswert wurde. Darüber ging mir mein eigenes verloren. Tagsüber dachte ich die Gedanken der Autoren, die ich übersetzte, und sorgte mich um Finn. Wenn wir abends zu Hause waren, kreisten wir nur um seine Probleme. Ich kaufte mir noch mehr Bücher über Zwangsstörungen und Depressionen, lernte immer mehr darüber, aber es half uns nicht viel.

Alles war ritualisiert. Wenn wir das Haus verlassen wollten, mussten wir beide mehrfach nachprüfen, ob auch wirklich alle Türen zu und alle Geräte ausgeschaltet waren. Das konnte lange dauern, denn es reichte nicht, nur ein oder zwei Mal zu kontrollieren. Wenn wir es endlich bis auf die Straße geschafft hatten, rannte Finn noch »ein allerallerletztes Mal« hoch in die Wohnung zur endgültigen Kontrolle. Er fand seine Zwangsrituale qualvoll, kämpfte intensiv dagegen an, doch er schaffte es nicht, die Angst auszuhalten, die er bekam, wenn er nicht die Kontrolle über alles behielt. Seine Hände mussten geschrubbt werden, bis sie wund und rot waren. Badezimmer und Küche mussten klinisch sauber geputzt sein, beim Kochen und Braten wurde der Herd mit Zeitungspapier abgedeckt, damit er keine Fettspritzer abbekam, Finns Schuhe wurden so blank poliert, dass sie wie Spiegel glänzten, die Nägel perfekt manikürt. Nur einmal war ich eisern: Ich weigerte mich, meine Katzen abzuschaffen, weil sie zu viel Dreck machten. Finn gab nach. Die Katzen waren das Einzige in unserem Leben, das er nicht kontrollieren konnte. Aber sie mussten aus dem Schlafzimmer ausgesperrt werden. Ich brauchte in der Wohnung keinen Finger zu krümmen: Finn putzte, kehrte und scheuerte wie besessen. Es war das Erste, was er machte, sobald er nach Hause kam. Alles war schmutzig und staubig und machte ihm Stress, nur Putzen entspannte ihn. Finn säuberte und wienerte um sein Leben. Wenn er nicht höllisch genau aufpasste und all seine bizarren Regeln befolgte, gefährdete er sich, mich, uns oder seine neue Stelle. Kaum hatte er alles überprüft und kontrolliert, zweifelte er bereits wieder. Vielleicht hatte er sich doch verzählt? Also fing er lieber wieder ganz von vorne an. Es dauerte Stunden, bis er sich geduscht hatte. Seine Kleidung wurde jeden Morgen nach einem bestimmten Ritual ausgesucht und bereitgelegt und musste vor dem Anziehen immer wieder nach strengen Regeln gedreht werden. In Gesprächen war er oft abwesend, weil er gerade seine geistigen Kontrollzwänge durchlitt oder ihn sein Kopfkino nicht in Ruhe ließ. Oft hörte er überhaupt nicht zu, was mich insgeheim wütend machte.

Was mir erst im Laufe unseres Zusammenlebens bewusst wurde: Der große Junge an meiner Seite war ein begnadeter Angstspürer. Finn beobachtete nicht nur sich selbst mit Argusaugen, er beobachtete auch mich. Er registrierte meine Ängste sogar schon, bevor ich sie selbst wahrnahm. Ich habe einen guten Zugang zu meinen Gefühlen, doch Finn schlug mich um Längen. Am Anfang war ich beeindruckt von seiner hochempfindlichen Einfühlsamkeit, aber bald wurde sie mir zur Qual. Der überkritische Lupenblick, der ängstliche Inquisitor, der selbst die ungesagten Äußerungen gnadenlos riesengroß an die Wand projizierte, meine Gedanken und Worte sezierte, meine Gesichtsausdrücke und Übersprungshandlungen erschreckend zutreffend erkannte, deutete, einordnete und kommentierte, tat mir nicht gut. Ich hätte meine Ängste, Sorgen und Zweifel manchmal gern im Verborgen belassen. Ich konnte sie schon vor mir selbst nicht geheim halten, doch war ich meist nachsichtig mit mir, versuchte sie zu verstehen oder ließ sie einfach zu. Sie trieben vorbei und waren bald nicht mehr zu sehen.

Finn konnte das nicht. Finn fischte sie heraus, hielt sie fest und sezierte sie. Nun standen meine Ängste im doppelten Scheinwerferlicht. Ich bekam unruhige Beine und Schluckauf, wenn wir abends zusammen auf dem Sofa saßen, weil ich mich nicht mehr entspannen konnte. Ich wollte weg. Aber ich war ja verantwortlich für sein Leben. Er klammerte sich verzweifelt an mich wie ein Ertrinkender, zog mich mit und ließ mir kaum noch Luft zum Atmen. Tief im Inneren wusste ich, dass ich mir mein Leben so nicht vorgestellt hatte. Hilfe gab es nicht, denn ich musste ihn ja beschützen und durfte ihn nicht verraten! Die meisten Menschen wussten ja nicht mal, dass es Zwänge gab!

Finns exzessive Sorgen überwucherten alles, was er berührte. Er quälte sich ständig mit dem Gedanken, dass ich ihn wegen seiner Probleme verlassen oder irgendwann nicht mehr lieben würde. Er weinte stundenlang, weil er keine Gefühle und keine Hoffnung mehr hatte, grämte sich, weil er nicht so sein konnte, wie er gern gewollt hätte, und weil er es nicht ertrug, anderen zur Last zu fallen. Das waren Symptome seiner Depression. Ich nannte sie »Losigkeiten«: Antriebslosigkeit, Hoffnungslosigkeit, Interesselosigkeit, Gefühllosigkeit, Hilflosigkeit. Bei Finn kam noch »Liebeslosigkeit« hinzu. Er war ein übersensibles, abhängiges, furchtsames großes Kind in einem Männerkörper, der ihm Angst machte und mit dem er nichts anfangen konnte.

Es gab durchaus Fortschritte. Nach einem Jahr richteten wir Finn endlich ein Bankkonto ein, und er suchte sich einen festen Job, was allerdings für ihn mit mehr Verantwortung, Ängsten und vielen neuen Zweifeln verbunden war. Gerade Verantwortung ertrug er nur sehr schlecht, er hätte ja falsche Entscheidungen treffen oder schwerwiegende Fehler machen können. Er ertrug es nicht, wenn man ihn kritisierte, und traute sich absolut nichts zu. Dabei hatte er in meinen Augen doch so viel Potenzial. Ohne seine Störungen und die ewigen Schuldgefühle hätte er vielleicht ein echter Partner sein können. Aber irgendwann war meine Liebe am Ende ihrer Kraft. Und eines Tages war sie verschwunden.

Was blieb, waren Verantwortung, Mitleid und Sorge. Ich konnte nicht weg, denn er brauchte mich ja! Da war sie wieder, meine Angst. Würde er sich etwas antun, wenn ich ging? Das sagte er jedenfalls. Wovor hatte ich so viel Angst? Vor meinen Schuldgefühlen? Vor der Verantwortung für seinen Tod? Ich hätte damit nicht leben wollen, also riskierte ich es erst gar nicht. Es stand eine Trennung an, vor der mir graute. Also schob ich sie hinaus. Möglicherweise würde es ihn wirklich umbringen, wenn ich ihn verließ?

Heute bin ich überzeugt, ich hätte damals weniger Skrupel haben sollen. Im Grunde tat es Finn ja gar nicht gut, dass ich ihn so abschottete und mich so sehr auf ihn konzentrierte. Auch wenn er es in seiner Angst nur so und nicht anders wollte. Außenstehende ahnten nichts von seiner Kopfhölle, von den Schuldgefühlen und Selbstanklagen, von der Erschöpfung, der tiefen Traurigkeit. Verzweifelt versuchte Finn, die Kontrolle zu behalten – über sich, sein Leben, unser Leben, seinen Körper und vor allem seine Gedanken. Stereotype Waschzwänge, Putzzwänge, Zählzwänge, es ging immer weiter und war nie zu Ende. Der Preis für die Kontrolle war Erstarrung. Wenn es ihm ganz schlecht ging, sprach er langsam und abgehackt wie ein Roboter. Es klang fremd und unheimlich, als wäre er kein Mensch, sondern eine Maschine.

Finn hatte nette Eltern, die ich sehr mochte. Aber sie waren weit weg. Sie wussten, dass ihr Sohn psychisch krank war, doch sie ahnten nicht, wie schlimm es wirklich um ihn stand und wie schlecht es mir dabei ging. Meiner eigenen Familie und den meisten meiner Freunde erzählte ich nichts. Nach außen waren Finn und ich ein harmonisches Paar, doch in Wirklichkeit steckten wir in einem viel zu engen »Kummerbund«, der uns beiden die Luft abschnürte. Als ich die Belastung nicht mehr aushielt, drängte ich ihn, wieder eine Therapie anzufangen.

Finn hatte bereits mehrere Therapien hinter sich, doch sie hatten ihm kaum geholfen. Die Therapeuten redeten mit ihm fast nur über seine Kindheit, und das brachte ihn nicht weiter. Meiner Meinung nach brauchte er dringend eine Verhaltenstherapie. Vielleicht würde Finns Therapie auch mich entlasten? Vielleicht ging ein Profi anders mit den schrecklichen Gedanken um und konnte ihm wirklich helfen?

Finn sah meine Verzweiflung, gab sich Mühe, wollte unbedingt an sich arbeiten und war fortan sowohl in psychiatrischer als auch psychologischer Behandlung, probierte hoffnungsvoll die neuesten Medikamente aus, vor allem die Mittel gegen Zwänge, doch oft waren die Nebenwirkungen zu stark oder die verschiedenen Medikamente vertrugen sich nicht miteinander. Ich war immer noch überfordert. Nach außen wahrte ich die Fassade und steckte doch festgezurrt mit in der Zwangsjacke. Mir war klar, dass ich mein Leben dringend ändern musste. Diese Art des Zusammenlebens schadete mir. Es gab kaum noch Phasen ohne Stress und Sorgen, ohne Angst und Überlastung. Ich war noch mit Finn zusammen, als ich meine Therapie anfing, und ich war auch noch mit Finn zusammen, als meine Therapie zu Ende ging. Über Finn sprach ich fast nie, das hatte ich ihm versprochen. Schließlich gab es genügend andere Probleme, die aufgearbeitet werden mussten. Aber ich wollte raus aus dem Käfig. Tief im Inneren rumorte es. Es war nur eine Frage der Zeit.

Ich verließ Finn ungefähr ein Jahr nach meiner eigenen Therapie. Als ich mir sicher war, dass der richtige Zeitpunkt gekommen sei, sagte ich ihm, dass ich ausziehen würde. Ich wählte dazu einen Tag, an dem er nachmittags zu seiner Therapeutin ging. Ich wusste, dass er unbedingt Eindeutigkeit und eine klare, konsequente Entscheidung brauchte, und war bereit, ihm die nötige Zeit zu lassen, damit fertigzuwerden. Er merkte sofort, dass es mir ernst war und dass ich nicht mit mir reden ließ. Er versuchte es gar nicht erst. Ich wartete, bis er sich gefangen hatte, nahm meine Katzen und zog aus. Wir hielten Kontakt, bis er seine neue Wohnung beziehen konnte. Danach brauchte er mich nicht mehr. Finn hat unsere Trennung hervorragend überlebt. Natürlich war er zuerst

am Boden zerstört, enttäuscht und gekränkt, wahrscheinlich auch wütend, aber er akzeptierte meine Entscheidung. Er schien sie sogar zu verstehen.
Finn geht es heute gut. Er fand eine neue Partnerin, mit der er inzwischen verheiratet ist. Ich habe den Eindruck, dass die beiden glücklich miteinander sind. Seine Frau hat keine Probleme mit der Angst, und das ist sicher gut so. Angst ist ansteckend, und Angst plus Angst macht nur noch viel mehr Angst. Für Liebe ist da kein Platz mehr.

Therapie und ferne Ziele

Meine Angst geriet immer dann außer Kontrolle, wenn jemand, den ich liebte, schwer krank oder in Lebensgefahr war. Katastrophisieren ist eine alte Familiengewohnheit. Jede Krankheit wurde als Kampf auf Leben und Tod verstanden und ausführlich in allen schrecklichen Details geschildert. Mein Vater hatte seine erste Krebserkrankung heil überstanden. Auch meine Mutter war mehrfach im Krankenhaus gewesen. Jede Krankheit war hochgefährlich. Ein Denkmuster, das ich als Kind lernte und das sich mit der Zeit immer mehr verfestigte. Jeder Besuch im Krankenhaus, vor allem auf der Intensivstation, war ein Albtraum. So lange ich meine Eltern in Gefahr sah, konnte ich an nichts anderes denken, konnte kaum schlafen oder arbeiten. Ich schaffte es nicht, mich abzugrenzen.

Ende der 1980er-Jahre musste meine Mutter wegen einer Operation ins Krankenhaus. Damals gab es weder Handys noch Anrufbeantworter. Ich wagte mich kaum aus dem Haus, es konnte ja sein, dass das Krankenhaus anrief. Wir telefonierten mehrfach täglich. Ich versuchte, stark zu sein und alle zu trösten. Ich traute mich nicht mal, mich abzulenken, weil ich das als Treuebruch empfand. Wie konnte ich ins Kino gehen, wenn meine Mutter Schmerzen hatte? Ich litt mit.

Aber selbst wenn alles heil überstanden war, ließen die Sorgen nicht nach. Diesmal war es gut gegangen, aber bedeutete das nicht, dass es beim nächsten Mal schlecht ausgehen würde? Ich zergrübelte Tage und Nächte. 1990 stürzte meine Mutter an Heiligabend bei Glatteis und brach sich den Oberschenkelhals. Nach der Operation bekam sie eine Lungenembolie. Mein Karussell drehte sich rasend schnell. Nachts kam die Panik. Ich hatte das Gefühl, wahnsinnig zu werden. Mein Vater wurde wie immer bei Stress von Kriegserinnerungen überflutet und überschwemmte mich mit seinen Bildern. Ich sah nur noch meine Mutter vor mir. Ihre Arme waren wegen des Blutverdünners und ihrer schlechten Venen schwarz zerstochen. Ich habe genauso schlechte Venen! Ich sah mich selbst dort liegen. Meine Mutter kam danach nie mehr richtig auf die Beine, entwickelte chronische Schmerzen und konnte kaum noch laufen. Damals gelang es mir ein letztes Mal, meine Angst aus eigener Kraft zurückzudrängen.

Im Dezember 1992, als mein Vater mit Prostata-Krebs ins Krankenhaus kam, ging plötzlich gar nichts mehr. Ich bekam Angstanfälle, die tagelang dauerten, und hockte wieder neben dem Telefon. Als meine Mutter sagte, dass mein Vater sterben werde, stürzte ich in den Strudel. Konnte nicht mehr übersetzen, hörte auf zu essen, fand keinen Schlaf, war so verspannt, dass mir alle Muskeln wehtaten. Finns Zwänge machten alles noch schlimmer. Ich wagte kaum, die Wohnung zu verlassen. Eine Horrormeldung jagte die nächste. Diesmal hatte ich die Grenzen meiner Kraft überschritten. Für mich war mein Vater bereits tot. Zum ersten Mal erwog ich, professionelle Hilfe zu suchen. Egal, ob es klappte oder nicht, ich musste es wenigstens versuchen. Ich war siebenunddreißig Jahre alt. So lange hatte ich es mit meiner Angst allein ausgehalten. Doch wohin sollte ich gehen? Ich wusste, dass man als Krisenintervention fünf Therapiestunden ohne offizielle Genehmigung der Krankenkasse bekommen konnte. Mehr würde ich sicher nicht brauchen.

Ich nahm das Telefonbuch und starrte mit sinkendem Mut auf die vielen Namen. Nur zwei Dinge wusste ich: es sollte eine Frau sein, keine Psychiaterin, sondern eine Psychologin. Wenn möglich, nicht allzu weit weg. Das engte den Kreis zumindest etwas ein. Ich wusste ja schon einiges über Therapien, überlegte, welcher Ansatz für mich gut sein könnte: Verhaltenstherapie, Psychoanalyse, tiefenpsychologisch fundierte Psychotherapie? Ich kannte keinen, der mir eine Empfehlung geben konnte. Eine Therapie hatte in meinem Freundeskreis außer Finn bisher niemand gebraucht, und zu Finns Therapeutin konnte ich nicht gehen. Alle gaben mir gute Ratschläge: »Das schaffst du doch allein! So was brauchst du doch nicht!« Ich wusste es besser. Aber wen sollte ich anrufen? Was sollte ich sagen?

Ich hatte Glück, fast wie im Märchen, wenn die Heldin nicht mehr ein noch aus weiß. Zufällig traf ich eine Bekannte, die mir ansah, wie schlecht es mir ging. Ich gestand ihr, dass ich eine Therapeutin suche und mit den Nerven am Ende sei. Sie kannte jemanden! Sie schlug mir vor, bei Marion Schubert anzurufen. »Aber du musst ehrlich sagen, wie schlecht es dir geht. Ohne falschen Stolz. Mit einem gebrochenen Bein suchst du dir ja auch Hilfe und hoffst nicht, dass sich alles von selbst richtet. Lass dich auf keinen Fall entmutigen! Kämpf drum, dass sie dir hilft!« Sofort verließ mich wieder der Mut, hatte ich doch keinerlei Durchsetzungsvermögen. Ich ließ mich immer gleich abwimmeln. Heute ist das anders, da fasse ich notfalls so lange nach, bis ich bekomme, was ich brauche. Doch das musste ich erst mühsam lernen. Marion Schubert klang freundlich, sagte, sie könne so kurzfristig leider keine Klientin annehmen, schlug aber vor, ich könne mich wieder melden, wenn ich sonst niemanden fände. Also rief ich andere Therapeutinnen an. Es gab Anrufbeantworter, fremde Stimmen und überall lange Wartelisten. Termine gab es erst in mehreren Monaten. Meine Verzweiflung wuchs. Ich brauchte sofort Hilfe, sonst drehte ich durch.

Meinem Vater ging es weiter schlecht, mich plagten grässliche Albträume, ich schlief nachts nur wenige Stunden, sackte erst weg, wenn es hell wurde. Das Erstaunliche geschah: Als ich keinen anderen Ausweg mehr sah, entwickelte ich ungeahnte Kräfte und rief wieder bei Marion Schubert an. Sie gab mir tatsächlich einen Termin: den 21. Januar. Weihnachten musste ich also irgendwie meistern, doch jetzt gab es ein Datum, auf das ich hinleben konnte. Die Feiertage waren deprimierend. Katastrophenstimmung. Finn hatte nur eine Angst: Dass ich ihn sofort verlassen würde, wenn ich die Therapie anfing.

Meine erste Therapiestunde habe ich bis heute nicht vergessen. Ich war voller Zweifel, aber auch voller Hoffnung. Vielleicht konnte sie mir ja tatsächlich helfen! Aber brauchte ich wirklich eine Therapie? War ich so eine Versagerin? Bisher hatte ich doch immer alles im Griff gehabt, all die Selbsthilfebücher, die ich gelesen hatte! Meine unmittelbare Umgebung zeigte wenig Verständnis für meinen Schritt. Ich fand ihn mutig, die anderen fanden ihn bedenklich, wenn nicht gar feige. Alle Freunde, einschließlich

Finn rieten mir ab. Meine Mutter machte sich Sorgen, was die Frau von der Krankenkasse wohl denken würde. Mir war alles egal. Ich wusste, dass es höchste Zeit war.

Marion Schubert, eine dynamische junge Frau mit kurzem Haar, wohnte nur fünf Minuten von mir entfernt und war mir auf Anhieb sympathisch. Sie fand sofort die richtigen Worte und schaffte nach zwanzig Minuten mit einem einzigen Satz, dass ich komplett meine Selbstbeherrschung verlor: »Die schönen Erinnerungen mit Ihrem Vater kann Ihnen keiner nehmen.« Ich, die ich nie vor Fremden weine, schluchzte hemmungslos in die Tempos, die einladend auf dem Tisch lagen. Auf diesen Gefühlsansturm war ich nicht vorbereitet. Vielleicht waren das ehrliche Mitgefühl und Verständnis eines wildfremden Menschen so ungewohnt, dass ich meine Selbstbeherrschung verlor? Ich konnte damals meine Gefühle nur schlecht zeigen, ging nicht »aus mir heraus«, gab mir keine Blößen, bewahrte stets eisern Haltung, wie ich es gelernt hatte, und war darauf auch noch stolz. Ich ließ weder Wut oder Aggression zu und verstand mich trotz meiner vielen Ängste als stark, zuverlässig und belastbar. Mit dieser Selbsteinschätzung war es jetzt vorbei. Ich kam nicht mehr allein klar und war bereit, Hilfe anzunehmen.

Immer wieder brachte Marion mich im Gespräch zurück zu mir selbst. Ich war offenbar nicht in der Lage, längere Zeit nur über mich zu reden, sondern kreiste nur um meine Eltern. »Wie geht es Ihnen dabei? Was fühlen Sie? Was haben Sie gedacht?«, hakte sie dann nach. Ich kannte diese Fragen. So redeten die Therapeuten bei Woody Allen! Es waren Klischee-Fragen, über die man sich lustig macht, und doch verfehlten sie ihre Wirkung nicht. Hier war jemand, der sich für mich interessierte. Für mich ganz allein.

Der mir helfen wollte. Wie eine Seelen-Anwältin, die bereit ist, sich schützend vor einen zu stellen und einen zu verteidigen. Jemand, an den man sich lehnen, bei dem man schwach sein konnte, und sei es nur für eine kurze Dreiviertelstunde. Ein für mich völlig unbekanntes Gefühl. Sonst spielte ich immer diese Rolle. Schon in der zweiten Stunde stellte sich heraus, dass mich nicht nur die Angst um das Leben meines Vaters quälte. Es war so unglaublich viel mehr, dass ich das Gefühl hatte, vor einem Riesengebirge zu stehen. Wie sollte ich es je schaffen, all die Berge zu bewältigen oder gar abzutragen? War es dazu nicht schon viel zu spät?

Nach den ersten fünf Stunden, den probatorischen Sitzungen, beantragten wir eine »richtige« Therapie. Damals musste man noch einen Psychiater aufsuchen, der einem eine »Notwendigkeitsbescheinigung« ausstellte. Inzwischen kann man sich die nötige Bescheinigung, den »Konsiliarbericht«, vom Hausarzt oder jedem anderen Arzt ausstellen lassen.

Der Weg zu meiner Therapeutin wurde bald mein »Wolfspfad«, auch an manchen therapiefreien Tagen ging ich zu Marions Haus. Schon der Weg beruhigte mich. Die Tage zwischen den Sitzungen schienen endlos lang. Zuerst fand ich es ganz furchtbar, meine wunden Stellen anzurühren, vor Schmerz zurückzuzucken, kurz getröstet und verstanden zu werden und anschließend wieder eine ganze Woche allein zu sein. Marion schaffte es zwar jedes Mal, mir beim Abschied einen Gedanken, eine Frage oder Überlegung »mitzugeben« oder mir eine »Hausaufgabe« zu stellen, mit deren Lösung ich mich über die Wartezeit retten konnte, aber ich fühlte mich trotzdem einsam und verlassen und wäre am liebsten stundenlang bei ihr geblieben. Ich sprach über meine Eltern, meine

Vergangenheit und meine Kindheit. »Was Ihre Mutter davon hält, weiß ich ja«, höre ich Marion noch sagen. »Aber was fühlen Sie dabei? Wie erinnern Sie sich an diese Szene?« Ich lernte, dass meine subjektive Erinnerung mindestens genau so wichtig war wie das, was wirklich passiert war. Wichtiger als das, was meine Eltern erinnerten und mir erzählten.

Ich lernte, dass meine Erinnerungen eine Form der Realität darstellten, dass ich sie glauben durfte. Am Anfang stellte ich mir gemeinsam mit Marion die Frage nach meinen Therapiezielen. Ich brauchte nicht lange zu überlegen: Ich hielt es einfach nicht mehr aus mit meiner Angst. Sie war unkontrollierbar und überall. Ich wollte wissen, was ich tun konnte, damit es mir wieder besser ging. Dass ich meine Probleme, wenn überhaupt, nicht von heute auf morgen loswerden würde, war mir klar. Aber ich wollte lernen, besser mit mir und den Ängsten umzugehen. Mein Leidensdruck war so groß, dass ich bereit war, vieles in meinem Leben zu ändern. Als ich Marion zum ersten Mal gegenübersaß, war ich sogar bereit, alles zu ändern. Ich verspürte große Zuversicht. Ich hatte tatsächlich gewagt, Hilfe zu suchen! Und jemanden gefunden, der bereit war, mir zu helfen. Das allein war schon ein Wunder. Ich wollte endlich verstehen, wo die Wurzeln meiner Ängste lagen und warum sie mein Leben so beherrschten. Ich wollte herausfinden, welche Muster es in meinem Leben gab.

Manche Fehler machte ich ja offenbar immer wieder. Ich tappte immer wieder in dieselben Fallen. Wo lauerten sie? Wer stellte sie auf? Andere? Ich selbst? Woran konnte ich sie erkennen? Gab es Alternativen? Ich wollte endlich ein normales Leben führen, wieder schlafen können und weniger Stress haben. Wie sahen meine

Wertvorstellungen und Denkmuster aus? Warum gab ich immer so leicht auf? Warum bestand ich nicht auf meinem Recht? Hatte ich überhaupt Rechte? Ich füllte Testbögen aus, mit deren Hilfe ich mich im Vergleich zu anderen Menschen einschätzen sollte. Bei einigen Antworten gab ich mir, ohne nachdenken zu müssen, die Höchstnote. Ich hielt mich für sehr ängstlich, verschlossen, geduldig, einfühlsam und liebesfähig. Ich war eine pflegeleichte Freundin und Partnerin. Äußerst belastbar und leidensfähig war ich sicher auch. Meine Liebe war grenzenlos, reichte für zwei. Damals war ich noch der Meinung, Liebe wäre gleichbedeutend mit Schmerz und Leid. Ich war überzeugt, dass man im Namen der Liebe bereit sein müsse, sich für den anderen aufzuopfern, ihn zu retten und alle seine Eigenheiten zu ertragen und zu verstehen, selbst wenn die eigene Seele dabei Schaden nehmen sollte. Meine »Idealvorstellungen« hatten leider verheerende Folgen für mein Privatleben.

Es gab weitere Fragebögen, in denen man »stimmt« oder »stimmt nicht« ankreuzen sollte. Auch hier trafen viele Sätze genau auf mich zu: »ich wehre mich selten, wenn man mich angreift«, »wenn ich mit anderen zusammen bin, fühle ich mich oft einsam«, »zwischen mir und anderen gibt es selten Meinungsverschiedenheiten«, »mein Körper kann sich nur selten ganz entspannen«, »ich lasse andere nicht gern meine Meinung wissen«, »ich grüble viel über mein Leben nach«. Durch die Fragen wurde mir etwas klarer, wie ich mich selbst sah, aber auch, wie mich die anderen möglicherweise wahrnahmen. Ich hatte mir zwar schon immer viele Gedanken darüber gemacht, aber vielleicht war ich in vielerlei Hinsicht ja auch auf dem Holzweg? Welche Erfahrungen und Gefühlsbereiche bei mir besonders problematisch waren, ahnte ich zwar, hatte aber noch nie »richtig« darüber gesprochen. Was ich als Therapieziel nicht in Worte fassen konnte, war die dringend nötige Veränderung im Umgang mit meinen Gefühlen. Doch damals war mir noch gar nicht bewusst, dass hier ein Problem lag. Ich konnte viele Empfindungen weder spüren noch zulassen, das ganze Spektrum der »negativen« Gefühle wurde automatisch in Traurigkeit, Unsicherheit und Angst umgewandelt. Oft wussten die anderen nicht, wie verärgert oder beleidigt, eifersüchtig, enttäuscht oder sauer ich war. Ich wusste es ja selbst nicht, denn ich drückte es sofort weg.

Genau wie das kleine Mädchen hoffte ich immer noch, die anderen würden meine Empfindungen schon »spüren«, was natürlich fast nie der Fall war. Nur Finn schaffte das. Auch positive Gefühle wie Freude und Dankbarkeit konnte ich nicht ausdrücken. Kritik und Wünsche zu äußern und die daraus entstehenden Probleme und Konflikte auszuhalten, lernte ich erst in der Therapie, vor allem durch die Übung mit dem »leeren Stuhl«. Dabei stellt man sich vor, der Mensch, dem man etwas sagen will, säße einem gegenüber. Die imaginierte Konfrontation war für mich aufwühlend und anstrengend, denn es fühlte sich an, als wäre der Betreffende wirklich anwesend. Zunächst bekam ich keinen Ton heraus, doch wenn das innere Eis erst einmal gebrochen war, ging es immer besser. Ich konnte endlich sagen, was mich störte, konnte schimpfen und sogar Kritik üben. Manchmal schlüpfte ich auch in die Rolle meines Gegenübers und versuchte mir vorzustellen, wie er mich wohl wahrnahm. Dass meine Therapeutin dabei war und mir den Rücken stärkte, mich genau beobachtete und anschließend alles mit mir besprach, gab mir Mut. Es war eine unerwartete Befreiung, und jedes Mal, wenn ich heute ehrlich sagen kann, dass ich etwas gut finde, oder zeigen kann, dass ich mich freue oder sauer bin, ist es wie ein kleiner Sieg. Je öfter man siegt, desto leichter geht es. Statt mich dauernd in andere hineinzuversetzen, begann ich, auch meine eigenen Gefühle wichtig zu nehmen. Das »Hineinversetzen«, meine große Stärke als Übersetzerin und Schriftstellerin, war im täglichen Leben ein Hindernis. Wer dauernd empathisch ist, vernachlässigt seine eigenen Bedürfnisse und lässt sich hervorragend ausnutzen. Zunächst wollte ich allerdings nur lernen, nicht bei jeder Überforderung und Überlastung umzufallen wie ein schlecht verwurzelter Baum.

112 Frau im Turm und kleiner Affe

Besonders am Anfang der Therapie halfen mir kreative Übungen aus der Gestalttherapie. Wochenlang hatten mich wieder Albträume und nächtliche Angstschübe geplagt. Marion riet mir, Kontakt mit meinen Ängsten aufzunehmen, mit ihnen zu sprechen. Ich muss sie ziemlich entgeistert angestarrt haben. Aber ich versuchte es.

In der nächsten Nacht stellte ich mir vor, wie meine Angst aussehen könnte, wenn sie eine wahrnehmbare Gestalt hätte. Ich war aufgeregt wie vor einer Prüfung, auf die man nicht vorbereitet ist. Was dann passierte, lässt sich nur schwer beschreiben. Als ich versuchte, mir meine Ängste vorzustellen, sah ich sie wie dunkle Gestalten an meinem Bett stehen. Ich sprach mit ihnen, sie antworteten, und ich verstand, dass sie mir nichts tun wollten. Vielleicht war das »Nachtvolk« ja schon immer da gewesen? Sicher ist, dass diese direkte Konfrontation eine Wende brachte. Meine diffuse Angst hatte plötzlich Gestalt angenommen. Eine

Gestalt, die meine Fantasie für sie ausgesucht hatte. Ich spüre das Nachtvolk auch heute noch manchmal, vor allem im Winter, wenn die Nächte lang und dunkel sind.

Langsam beruhigte ich mich. Mein Anker war die wöchentliche Therapiestunde, auf die ich mich freute und die ich dankbar annahm, auch wenn es mir danach oft schlecht ging. Doch das ging vorüber. Marion arbeitete oft mit Symbolen und Bildern, und für mich war diese Entdeckung faszinierend. Die Rückkehr zu Mythen und Märchen tat mir gut. An die Stunden, in denen ich einen symbolischen Zugang zu meinen Problemen fand, erinnere ich mich besonders gern. Als ich versuchte, meinen inneren Zustand zu malen, zeichnete ich spontan einen hohen türlosen Turm, aus dem, ähnlich wie in »Rapunzel«, oben eine Frau herausschaut. Ich hatte mich in mich selbst zurückgezogen, lebte einsam, aber sicher hinter dicken, schützenden Mauern. Ich genügte mir selbst, hatte mich aber auch isoliert. Im Turm war es gemütlich und warm, ich hatte alles, was ich brauchte, es gab mehrere Etagen und eine Wendeltreppe, Platz genug für meine Katzen und alles, was mir am Herzen lag. Kontakt mit der Außenwelt war zwar möglich, doch ich konnte nicht heraus und keiner konnte zu mir herein. Ich zeichnete meinen Turm viele Male. Immer lag er auf einer Insel mitten im Meer. Später wurde er auch ein Bild für meinen Körper, in dem ich gefangen bin und den ich erst verlassen kann, wenn ich sterbe. Er gehört zu mir, aber er macht mir mit zunehmendem Alter immer mehr Probleme. Die Frau darin fühlt sich zeitlos, doch der Turm kommt in die Jahre und wird zunehmend reparaturbedürftiger. Sobald der Turm in Gefahr ist, bekommt die Bewohnerin große Angst.

Den seelischen Turm habe ich inzwischen verlassen, den körperlichen natürlich nicht. Es gibt übrigens eine reale Entsprechung zu meinem inneren Turm: In Irland entdeckte ich zu meiner großen Überraschung die alten Rundtürme und stand plötzlich unverhofft vor Türmen, die genau so aussahen wie mein Fantasiegemäuer. Ich empfand ein überwältigendes Glücksgefühl. Dort hatte man sich früher vor Feinden in Sicherheit gebracht, mit langen Leitern, die man dann entfernt oder hochgezogen hatte. Den schönsten Turm fand ich auf dem Friedhof von Glendalough. Es gibt sogar ein Foto von mir vor »meinem« Turm. Schade, dass ich nicht hineinkonnte, ich hätte gern aus luftiger Höhe herabgeschaut.

Während der Therapie fand ich viele Seelen- und Körpertiere, zum Beispiel mein »Herztier«. Seit dem ersten Panikanfall ist mir mein Herz besonders unheimlich. Es versetzt mich in Unruhe, wenn es stolpert, springt oder aus Furcht zu rasen beginnt. Früher verbrachte ich viel Zeit damit, es besorgt zu beobachten und darauf zu achten, ob es nicht etwa aus dem Takt geriet. Im Laufe meines Lebens wurde mein Herz mehrfach untersucht, weil man nicht sicher war, ob es nicht vielleicht doch körperliche Ursachen für meine Probleme gab. An meinem sensiblen Herzen scheiterte auch der Versuch, autogenes Training zur Entspannung einzusetzen. Sobald ich bewusst auf meinen Herzschlag achtete, schlug mein Herz Alarm und brachte mich in gefährliche Nähe eines Angstanfalls. Ich beobachtete meinen Körper ohnehin ständig, und vor allem dem Herzen tat das nicht gut. Unmöglich, sich so zu entspannen.

Meine damalige Hausärztin sah mein Problem und brach das Experiment ab. Offenbar sind Methoden, bei denen man sich selbst verstärkt beobachten muss, für Körperängstliche nicht nur ungeeignet, sondern sogar schädlich. Trotzdem erinnere ich mich gern an die Stunden mit Dr. Brand. Die Sätze, mit denen sie das autogene Training begann, habe ich mir bewahrt: »Ich bin ganz ruhig. Gedanken kommen und gehen. Geräusche dürfen sein.« Sie schafften es gelegentlich sogar, mich nachts zu beruhigen. Mein Herz sei völlig in Ordnung, versicherte mir Dr. Brand nach dem EKG. Trotzdem blieb es mir unheimlich.

Marion zeigte mir einen ganz anderen Weg, der wie für mich gemacht war. Ich sollte mir vorstellen, wie mein Herz als Tier aussähe. Ein merkwürdiger Gedanke! Mir fiel spontan ein kleiner Affe ein, der eigentlich ungestört herumhüpfen möchte und sich durch zu viel Kontrolle gestört fühlt. Zu Hause zeichnete ich ihn, zwischen Lianen und Baumwurzeln. Seitdem ist mein Herz kein Blut pumpender Hohlmuskel mit Kammern und Vorhöfen mehr, sondern mein Herztier, ein freundlicher kleiner Schimpanse. »Mein Herz ist ein Affe« heißt das bunte Bild, das bei uns im Flur hängt. Dem Affen kann ich gut zureden, ich kann ihn sogar beruhigen, wenn er gar zu wild wird. Ich weiß inzwischen, dass es »nichts Schlimmes« ist, wenn mein Herz manchmal »stolpert«, und weiß auch, dass Herzangstkranke äußerst selten wirklich herzkrank werden.

Während der Therapie lösten sich viele emotionale Knoten. Das Schönste war, dass ich endlich Freude und Begeisterung zeigen und mich überschwänglich bedanken konnte. Merkwürdigerweise hatte ich das vorher nie gekonnt. Selbst Herzenswünsche hatte ich als Kind nie äußern können. Zuerst fühlten sich die neuen Fertigkeiten fremd an, ich musste sie trainieren wie Muskeln, doch es ging immer besser. Irgendwann konnte ich sogar

Ärger und Zorn ausdrücken, konnte mich wehren, wenn man meine Privatsphäre verletzte und mir wehtat, statt schweigend alles auszuhalten und in mich hineinzufressen. Auch die Ausarbeitung meines »Lebenspanoramas« machte große Freude. Es erlaubte mir einen umfassenden Überblick über mein bisheriges Leben mit allen Höhen und Tiefen. Ich sah Zusammenhänge und Muster, Krisen und Auslöser, Wendepunkte und Abstürze. Ich gab positiven und negativen Erlebnissen verschiedene Farben, sah, was mir geholfen hatte, wer mir wichtig gewesen war. Es war wie ein Puzzle, in dem die Teile nun endlich an den richtigen Stellen lagen.

116

Eindringlinge und Albträume

Schon nach wenigen Sitzungen kam ich auf die Albträume zu sprechen, die mich belasteten und ihre Schatten bis in den Tag warfen. Es gab eine Traumserie, die mich sehr verstörte. Ich nannte sie »Intruder Dreams«, denn es kamen gefährliche Eindringlinge darin vor, die mich quälen und umbringen wollten. Im letzten Moment wachte ich meist schweißgebadet auf und lag danach stundenlang wach. Manchmal träumte ich auch zu Ende und erlebte, wie ich starb und ins Dunkel stürzte. Die Einbrecher, Räuber oder Mörder waren laut, brutal und zu allem bereit. Gelegentlich kamen sie auch, um vor meinen Augen lustvoll meine Familie oder meine Katzen zu foltern. Aber meistens war ich allein, und sie wollten nur mir ans Leben.

Träume haben mich schon immer fasziniert. Ich empfinde sie wie spannende innere Filme und führe seit fast vierzig Jahren ein Traumtagebuch. Dabei ist es wichtig, sie morgens so schnell wie möglich aufzuschreiben, denn sonst verblassen sie im Laufe des Tages so schnell, dass man sie schon bald vergessen hat. Mir sind meine Träume so wichtig, dass ich manchmal sogar nachts aufstehe und mir Notizen mache. Sie schenken mir Ideen für meine Geschichten und sorgen dafür, dass ich mich selbst besser verstehe. Für mich sind Träume wie persönliche Briefe. Man sollte sie nicht ungeöffnet in den Papierkorb werfen. »Briefe sind dazu da, um gelesen, Träume, um betrachtet und meditiert zu werden. Meist bringen Briefe Mitteilungen, die nicht ein ganzes Leben verändern, sondern eingebaut sind in den täglichen Lauf der Dinge. So ist es auch mit den Träumen. Sie gehen uns etwas an, bis der nächste Traum kommt. Daneben gibt es natürlich die sogenannten großen Träume; diese bleiben in unserer Erinnerung oft jahrelang, ja manchmal ein Leben lang haften. Sie sind jenen Briefen vergleichbar, die wir, weil kostbar, aufbewahren, Briefen auch, deren Botschaft von einschneidender Bedeutung ist«, schreibt Kathrin Asper.

Ich versuche oft, meine Träume zu verstehen, besonders, wenn es sich um große Träume handelt. Sie sind anders als die verwirrten Träume, in denen sich vor allem Tagesreste bunt vermischen. Große Träume sind selten, und manche vergisst man nie. Oft sind sie emotional aufwühlend, erschreckend oder beglückend und werden wie richtige Erinnerungen gespeichert. Das Aufschreiben und Ausformulieren ist natürlich eine zusätzliche Gedächtnisstütze. Ich gebe den Träumen Überschriften und hänge oft Deutungsversuche an, die mit den Tagesresten beginnen, die sie möglicherweise ausgelöst haben. Danach assoziiere ich munter drauflos, bis ich das Gefühl habe, dass ich die mir selbst geschickte Botschaft verstehe.

Die klassische Intruder-Albtraum-Situation sah so aus: Ich saß in einem Zimmer oder Haus mit vielen Türen und versuchte verzweifelt, die Türen zu schließen, doch sie sprangen immer wieder auf. Ich hatte viele Schlüssel, aber sie passten nicht, oder die Schlösser wurden gewaltsam von außen aufgesprengt, und ich konnte nichts dagegen tun. Es waren einfach zu viele Türen, zu viele Schlösser! Die Türen boten mir keine Sicherheit. Man konnte sie eintreten und eindrücken, die Schlösser ließen sich mühelos knacken. Ich war fast immer allein. Niemand hörte mich, niemand war in der Nähe, niemand konnte mir helfen. Es war aussichtslos. So viele Türen gleichzeitig zu bewachen, das schaffte keiner, auch wenn er sich noch so mühte. Doch ich gab trotzdem nicht auf, sondern rannte von einer Tür zur anderen, selbst wenn die Eindringlinge schon im Flur waren oder drohend ins Zimmer stürzten.

In besonderen Stresszeiten hatte ich diese Träume noch häufiger, und sie verstärkten meine Ohnmachts- und Angstgefühle beträchtlich. Da sie in leicht abgewandelter Form immer wiederkehrten, wollten sie mir offenbar etwas sagen, das ich einfach nicht verstand. Aus meiner früheren Traumarbeit kannte ich zwar die üblichen Muster meiner Traumserien, doch hier funktionierte die Deutung offenbar nicht. Serienträume kehren bei mir normalerweise so lange in ähnlicher Form wieder, bis ich sie »richtig« entschlüsselt habe. Sie schließen mit einer letzten, geklärten »Folge« ab und sind dann vorübergehend oder auch dauerhaft bewältigt. Der erlösende Schlusstraum erfüllt mich jedes Mal mit großer Freude. Manchmal hören sie auch einfach von selbst auf. Doch immer wollen sie mir etwas mitteilen, das mir bisher nicht bewusst war.

Als ich Marion einen besonders schrecklichen Intruder-Traum schilderte, den ich in der Vornacht gehabt hatte, schlug sie vor, mir die Figuren einmal genauer anzusehen. Ich sollte sogar in mein Traum-Ich hineinschlüpfen! Das hatte ich noch nie getan. Es fühlte sich fast so an, als müsse ich den Kerlen, die mir nach dem Leben trachteten, wirklich gegenübertreten. »Es kann Ihnen nichts passieren«, sagte Marion. »Wir hören sofort auf, wenn Sie nicht weitermachen können oder wollen.« Ich war sehr aufgeregt, wie immer bei meinen psychischen Konfrontationen. Vielleicht funktionieren diese merkwürdigen Begegnungen auch nur, wenn man aufgewühlt und somit empfänglich für innere Botschaften ist? Marion stellte sich hinter mich und legte mir die Hände auf die Schultern. »Ich bin hier«, sagte sie. »Sie brauchen nichts zu tun, was Sie nicht wollen. Aber versuchen sollten wir es. Sie sind jetzt nicht allein. Wir können sofort unterbrechen. Keiner kann Ihnen etwas Böses tun.« Ich vertraute ihr. Also versetzte ich mich in das Zimmer mit den vielen unverschlossenen Türen und stellte mir vor, wie die Intruder von draußen kamen. Es waren raue, ungehobelte Schlägertypen. Sie machten ziemlich viel Krach, schrieen und johlten und kamen immer näher. Ich saß zitternd auf meinem Bett, war diesmal sogar unfähig, zu den Türen zu laufen. »Sie kommen immer näher«, murmelte ich. »Gleich sind sie da!« »Lassen Sie sie ruhig reinkommen.« Mehrere Türen sprangen gleichzeitig auf. Die Männer stürmten herein, blickten einander vielsagend an und kamen drohend und grinsend auf mich zu. Ich merkte, wie meine rechte Hand an meinen Hals griff, das mache ich automatisch, wenn ich Stress habe oder mich bedroht fühle.

»Schauen Sie sich die Männer mal genau an.« Es gab offenbar einen Anführer. Er war größer und bulliger als die anderen, wirkte jung und brutal, strotzte geradezu vor Kraft. Ich nahm all meinen Mut zusammen und starrte ihn mit festem Blick an. Er starrte zurück und stieß ein lautes, höhnisches Lachen aus. Ich zuckte zusammen. Er würde mich bestimmt jeden Moment anspringen. Er hielt ein großes Messer in der Hand. Seine Kumpane hatten ebenfalls Waffen: Pistolen, Messer, Keulen. Das Zimmer war angefüllt mit riesigen Gewalttätern, die zu allem imstande waren. »Fragen Sie ihn, warum er Sie umbringen will.« Ich versuchte es. Er sah mich nur verächtlich an. »Und jetzt«, sagte Marion, »versuchen Sie bitte, in den Anführer zu schlüpfen.« »Das kann ich nicht!«, protestierte ich. »Doch«, sagte sie. »Das geht! Diese Figuren sind alle Teil von Ihnen. Es gibt sie nicht wirklich. Es sind nur Ihre Figuren.« Ich versuchte es. Ich verließ die bleiche Person auf dem Bett, steckte plötzlich in dem muskulösen Männerkörper und sah die ängstliche Frau eingeschüchtert in ihrer Ecke sitzen. Der Mann, der ich nun war, lachte sie aus. »Warum ich dich umbringen will? Weil du dich nicht wehrst! Weil du Angst vor mir hast! Weil es Spaß macht, dass du dich nicht wehrst. Weil es mir Spaß macht, dir noch mehr Angst einzujagen!«

Ich spürte eine mir bis dahin unbekannte Aggressivität, eine geballte Ladung aus Gewaltbereitschaft und körperlicher Stärke. Ich war erschüttert. Was sollte das? Ich sah mein Traum-Ich auf dem Bett, eine lächerliche bleiche Frauengestalt, in sich zusammengesunken, zitternd vor Angst. Weiter kam ich nicht. Jetzt ging gar nichts mehr. Ich musste raus aus dieser Szene. Ich sagte Marion, dass ich es nicht länger aushielt. Die Aggressivität entsetzte mich. Das sollte ein Teil von mir sein? Unmöglich! Marion beruhigte mich. Mir war nichts geschehen, und mir würde auch nichts geschehen. Ich verließ das Traumzimmer, fand zurück in den sicheren Therapieraum, spürte Marions Hände auf meinen Schultern, den Teppich unter meinen Füßen, das Holz der Sessellehnen an meinen Handflächen. Mir war nichts passiert. Aber die mir völlig fremde Aggression, die ich gespürt hatte, machte mir Angst. Ich kannte und wollte dieses Gefühl nicht! Ich war doch nie aggressiv! Und so was Schreckliches richtete ich gegen mich selbst? Vielleicht sollte ich lernen, mich besser zu wehren, durfte nicht immer alles so nahe an mich herankommen lassen, musste mich besser abschotten? Ich musste unbedingt lernen, »Nein« zu sagen. Mir fiel ein, dass ich schon seit Langem einen Selbstverteidigungskurs besuchen wollte. Es gab einen WenDo-Kurs ganz in meiner Nähe. Also meldete ich mich an, mit weitreichenden Konsequenzen für meine Träume. Seitdem werde ich mit Albträumen besser fertig.

Falls auch Sie von Albträumen geplagt werden, haben Sie keine Angst! Es gibt viele Möglichkeiten, sie zu beeinflussen und zu verstehen. Man kann sie behandeln wie Filme, in denen man selbst die Hauptrolle spielt. Man kann Szenen umbauen oder herausschneiden, das Ende oder die Handlung komplett ändern, sich mit der Kamera heraus- oder hineinzoomen. Man kann das Drehbuch umschreiben, in verschiedene Rollen schlüpfen, Einstellungen so lange wiederholen, bis sie stimmen, in Zeitlupe oder im Schnelllauf vor- oder zurückspulen. Oft hatte ich wichtige Träume in der Nacht vor der Therapiesitzung, die mir zeigten, über welches Problem ich unbedingt sprechen sollte. Meine Psyche ist in diesen Dingen oft weiser als mein Bewusstsein, sie sieht Zusammenhänge und zeigt mir in ihren Bildern, wo meine Probleme sitzen. Also, keine Angst vor Albträumen! Es sind Ihre Träume, und Sie können sie verändern. Sie allein sind der Regisseur. Ich schreibe meine Träume morgens immer sofort auf, Heft und Stift liegen direkt neben meinem Bett.

Starke Frauen und WenDo

Nur Mut
Das Gespenst der Angst
Tut, was du verlangst
Musst nur mutig sein
Dann kriegst du es klein.
Robert Gernhard

Die Trainerin wirkte kraftvoll und selbstbewusst und erklärte uns, was wir im Kurs alles lernen würden. WenDo ist eine besondere Art der Selbstverteidigung nur für Frauen. Dabei sind nicht nur körperliche, sondern vor allem psychische Techniken wichtig. Wir saßen im Kreis und erzählten, warum wir gekommen waren. Einige Frauen hatten Gewalt in der Familie oder Ehe erlebt, eine Frau war überfallen, eine andere von einem Bekannten vergewaltigt worden, andere fühlten sich einfach hilflos, bedroht oder als Opfer und wollten endlich lernen, sich richtig zu wehren. WenDo ist auch für behinderte Frauen, junge Mädchen und alte Frauen gut geeignet. Merkwürdigerweise wirkten die meisten Frauen ausgesprochen stark, denn sie trugen notgedrungen schützende Masken. Von außen hätte man nie geahnt, was sie alles durchgemacht hatten und wie einsam sie sich fühlten. Sie verbargen ihre wahren Gefühle. Genau wie ich. Sie sagten mir, dass man auch mir meine Angst nicht ansehen könne. »Du wirkst total ruhig«, sagte eine, die bald meine Kurs-Freundin werden sollte. Ihr Problem war ihr extrem fordernder, herrschsüchtiger Ehemann, der sie ständig zwang, Dinge zu tun, die sie nicht tun wollte und vor denen sie sich ekelte. Solche äußerlich sicheren, innerlich tief verletzten oder ängstlichen Frauen sind mir danach noch einige Male begegnet. Sie waren wehrhaft und stark, auch wenn man sie noch so gedemütigt hatte. Sie gingen ihren Weg, schenkten einander Kraft und gaben nicht auf. Ausgerechnet diese tollen Frauen schienen in Brüdern, Vätern und Männern den Wunsch zu wecken, sie »fertigzumachen«, ihnen »zu zeigen, wo's langgeht« und sie »zu unterwerfen«. Sie hatten gelitten, aber sie waren entkommen. Sie hatten seelische Narben, zum Teil waren sie auch körperlich schwer verletzt worden. Eine Frau war als Kind regelmäßig von ihrem Vater vergewaltigt worden. Sie erzählte, der schönste Augenblick ihres Lebens sei gewesen, als sie am Bett ihres sterbenden Vaters gestanden habe. Ich war erschüttert. Dagegen waren meine Erfahrungen trotz der ewigen Angst ja harmlos. Ich traf eindrucksvolle Frauen in diesem Kurs.

Als Erstes lernten wir schreien. Es fiel mir unglaublich schwer. Ich bekam keinen Ton raus. Es war, als hätte ich meine Stimme verloren. Nur ein heiseres Krächzen war zu hören. Auch noch beim zweiten und dritten Mal. Als ich es endlich geschafft hatte, als ich endlich laut schreien konnte, war es wie ein Rausch, ich brüllte, schrie und fühlte mich ungeheuer befreit. Beim »Nein«-Sagen ging es mir ähnlich. Wie war das möglich? Da stand niemand vor mir, und trotzdem schaffte ich es nicht! Ich konnte nicht mal einfach so »Nein« sagen. Es gab eine innere Sperre, die mich lähmte. Wir sollten uns eine relativ harmlose Person vorstellen,

zu der wir aus Angst nie »Nein« gesagt hatten. Ich baute mich vor der imaginären Person auf und versuchte es. Dabei stellte ich mir meine ehemalige Sportlehrerin vor, die mich früher wegen meiner schlechten Leistungen oft vor der Klasse gedemütigt hatte. Das »Nein« blieb mir im Hals stecken. Aber irgendwann ging es dann doch. Da schrie ich sie an: »Nein! Nein! Nein!« Immer wieder. Auch das war eine Befreiung. Zu meinem Erstaunen war meine Stimme sehr laut, wenn ich mich schreien ließ.
Wir lernten verschiedene Techniken, mit denen man Hilfe holen, Angreifer hinhalten und sich auch körperlich wirksam verteidigen konnte. Lernten, wie man am besten fallen, schlagen, ablenken, beeindrucken kann. Fast jede Frau kennt das Gefühl,

abends oder nachts an der Straßenbahn oder in der U-Bahn angemacht zu werden. Ich kannte es auch. Ich hatte mich bisher nie wehren können, hatte schon ein mulmiges Gefühl, wenn ich an die dunklen Haltestellen dachte, und war auch schon ein paar Mal angesprochen worden, hatte dabei still und wie gelähmt ausgehalten und keinen Ton gesagt. Das Gefühl der totalen Hilflosigkeit und des Ausgeliefertseins war schlimm. Wir lernten aber auch, dass es nicht immer klug ist, sich zu wehren. Es gibt Situationen, in denen darf oder kann man nicht schreien oder schlagen, weil sonst alles eskaliert. Trotzdem sollte man auch in diesen Fällen darauf achten, ganz bei sich selbst zu sein. Auf reine Körperkraft kommt es nicht an, Wehrhaftigkeit ist vor allem eine Frage der Psyche. Wir können mit unseren Händen, Fingern, Knien, Füßen, aber auch mit Worten und Gedanken unglaublich viel bewirken.
Kurz darauf wurde ich an einer einsamen Haltestelle spätabends von einem angetrunkenen Kerl angemacht. Weit und breit war

niemand zu sehen, und es gab auch kein Haus, zu dem ich hätte laufen können. Ich atmete tief durch, dachte an die WenDo-Frauen und rezitierte laut und mit rollenden Rs einige Zeilen aus dem altenglischen Beowulf-Text. So einen alten Text kannte der Typ bestimmt nicht. Die Wirkung war verblüffend. Der Mann prallte zurück und trollte sich. »Scheiß Ausländer!«, rief er noch in die Dunkelheit. Ich verspürte ein überwältigendes Gefühl der Erleichterung. Altenglisch klingt schon rein akustisch bedrohlich, und die Wörter, die ich ausstieß, waren in der Tat unfreundlich, das spürte wohl selbst der Besoffene an der Ulrepforte. Ich war stolz auf mich und Beowulf!

Es machte mir große Freude, mit den WenDo-Frauen zusammenzusein. Ich war auf einmal keine Außenseiterin mehr, ich gehörte dazu. Einer der Höhepunkte des Kurses bestand darin, mit einem gezielten, kraftvollen Faustschlag ein Holzbrett durchzuschlagen. Es gelang allen, die es versuchten. Das unerwartete Wissen, wirklich stark zu sein, wenn es darauf ankam, war wie eine Erleuchtung. Und wir waren eine eingeschworene kleine Gruppe von Frauen, die miteinander Rollen spielten, lachten, weinten, schrien und kämpften. Wir lernten unsere eigenen Verhaltensmuster, unsere individuellen Schwachstellen und Stärken kennen, aber auch, wie es sich anfühlt, jemanden als Täter zu verfolgen oder einzuschüchtern. Wie es sich anfühlt, stark und aggressiv zu sein. Wir lernten, wie sich Opfer bewegen, welche Gefühle ihr Anblick auslösen kann, aber auch, wie es ist, wenn man die Schultern fallen lässt und den Blick senkt, und wie anders man sich sofort fühlt, wenn man hocherhobenen Hauptes mit gestrafften Schultern und festem Blick grinsend ein wehrloses Opfer verfolgt.

In der letzten Stunde durfte sich jede von uns ihre Lieblingsübung aussuchen. Ich wählte eine Situation, in der ich von den anderen verteidigt wurde. Ich selbst brauchte nichts zu tun, denn sie standen alle kampfbereit um mich herum. Ihre Körper schützten mich wie ein starker Wall. Unsere Trainerin war der Aggressor und versuchte, mich anzugreifen. Doch kein Angreifer konnte mich verletzen, denn die Frauen ließen ihn nicht mal in meine Nähe. Das Erlebnis gab mir ein Gefühl von tiefer Sicherheit und absolutem Vertrauen, das ich bisher so noch nie empfunden hatte. Ich stand in meiner Ecke hinter meinen starken, kämpferischen Beschützerinnen und hatte die Augen voller Tränen. Genau das passiert mir auch jetzt, wenn ich darüber schreibe. All diese Erfahrungen fand ich so schön, dass ich den Kurs ein zweites Mal besuchte. Es waren andere Frauen da, aber es war genau so gut wie beim ersten Mal, vielleicht sogar noch schöner, denn ich wusste ja schon, was alles möglich war, und konnte das, was ich gelernt hatte, noch vertiefen. Ich sah zu, wie die anderen lernten, zu schreien, sich zu wehren und endlich laut »Nein« zu sagen. Nie hätte ich mir all diese Fähigkeiten zugetraut, und nie habe ich ein stärkeres Gefühl von Gemeinschaft empfunden.

Während meiner Kindheit und Schulzeit war ich immer eine Einzelgängerin, verschlossen und still, aber ich merkte schon, dass ich jetzt durch die Therapie und die Selbstverteidigungskurse in der Lage war, meine Gefühle zu zeigen und verbal auszudrücken. Nicht nur die Therapie, auch der Kurs half mir dabei, herzlicher zu werden. Ich konnte plötzlich Menschen spontan in den Arm nehmen, stand mir nicht dauernd selbst im Weg, konnte offen Freude zeigen, vorsichtig Kritik üben, Konflikte besser aushalten. »Nein« sagen war zwar nach wie vor schwer, aber es klappte immer besser. Und schreien konnte ich endlich, endlich auch!

Das Merkwürdigste war, dass ich diese Fertigkeiten auch in meinen Albträumen anwenden konnte. Ich wehrte mich plötzlich vehement gegen die Intruder, die das sehr zu verunsichern schien. Ich schlug, trat, schrie und hatte plötzlich alle möglichen Waffen, die ich mitunter sogar brutal einsetzte. Zuerst war ich verblüfft über meine neu gewonnene Stärke und Energie. Die Intruder ebenfalls. Sie begannen sich zu verändern, wurden weniger, leiser, kleiner und ließen sich irgendwann sogar von mir besiegen und in die Flucht schlagen. Zum Schluss hatten sie dünne, wacklige Beinchen und waren gar nicht mehr in der Lage, mir was anzutun. Einmal hatte ich im Traum einen Bodyguard an meiner Seite, der jeden Tyrannosaurus Rex in die Flucht geschlagen hätte. Er brauchte gar nichts zu tun, schon sein Anblick reichte den Eindringlingen voll und ganz. Auf einmal war Schluss mit den Intruder-Träumen. Ich stand da und lachte sie aus, während sie ihre dünnen Beinchen in die Hand nahmen und in alle Richtungen davonstoben. Das war damals der letzte Traum aus dieser Reihe. Ab und zu kommen sie wieder. In Stresszeiten. Bei besonderen Problemen. Doch sie sind nicht mehr das, was sie einst waren. Meist habe ich Zeit, um mich richtig vorzubereiten, meine Waffen zu zücken. Gelegentlich schlage ich sie einfach zu Brei. Ich war damals sehr stolz auf mich und die WenDo-Frauen.

Die ungewöhnliche Idee, das Problem von zwei Seiten anzugehen und zu lernen, sich gleichzeitig äußerlich und innerlich zur Wehr zu setzen, war für mich genau die richtige Lösung. Nur darüber zu reden reichte mir nicht. Ich musste es auch körperlich spüren, die neuen Kräfte umsetzen, sie richtig fühlen. Ich sehe noch, wie die älteste Teilnehmerin, die behindert und recht korpulent war, in der letzten Stunde mit lautem Wutschrei ihr Holzbrett durchschlug. Keine von uns hat sich bei dieser Übung verletzt. »Nein« zu sagen, wenn man eine Übung aus welchem Grund auch immer nicht mitmachen wollte, war ebenfalls Teil des Lernprozesses. Denn auch dazu gehört Mut. Manchmal ist es einfacher, mitzumachen als sich zu verweigern und zu sagen: »Ich will das jetzt nicht«.

Bleiche Schwester und Bärenkräfte

Auf Anraten von Marion begann ich, mehrere Wochen lang ein Angsttagebuch zu führen, und stellte fest, dass meine Angst nicht immer gleich stark war. Bisher hatte ich sie nie so differenziert wahrgenommen. Aber ich hasste es, dauernd Angst zu haben. Sie schien mein Leben zu dominieren, und ich wäre sie am liebsten losgewesen. Beide Eltern waren krank. Ich hielt den Stress kaum aus. »Wie sieht denn Ihre Angst aus?«, fragte Marion. »Keine Ahnung, wahrscheinlich wie ein Monster.« Und wieder riet sie mir, Kontakt mit ihr aufzunehmen, mir auszumalen, wie sie wohl aussehen könnte. Ich schloss die Augen, versuchte, mir die Angst vorzustellen, aber mir fiel nichts ein, es kam kein inneres Bild. Es dauerte eine gefühlte Ewigkeit, ich wurde immer nervöser und kam mir reichlich albern vor. Was sollte das? Endlich geschah tatsächlich etwas.

Es war ein bisschen wie in einem Traum: Jemand kam langsam und zögernd auf mich zu, eine schmale, helle Gestalt. Sie schien sich zu verändern, mal war sie eine alte Frau, dann wieder eine junge Frau, dann ein Mädchen. Mit großen, weit aufgerissenen

Augen. Sie sah sich unruhig um, als würde sie verfolgt. Sie duckte sich, als habe sie Angst, ich würde sie schlagen, kam aber trotzdem vorsichtig näher und stand schließlich vor mir. Zitternd, ernst, bleich, mit hochgezogenen Schultern. Sie sah genau so aus wie ich! Vor mir stand mein Spiegelbild! Ich war ziemlich schockiert. Ich erzählte, was ich sah. »Können Sie mit ihr sprechen?«, fragte Marion. Folgender Dialog fand in meinem Kopf statt: »Wer bist du?«, fragte ich. »Deine Angst«, antwortete die Gestalt. Und dann sagte sie etwas höchst Merkwürdiges: »Deine Schwester.« »Du bist meine Schwester?« Ich war total verwirrt. Ich hatte wirklich alles erwartet, eine scheußliche Ratte, eine Hyäne, einen bewaffneten Mörder sogar, nur keine bleiche Schwester. Wieso sah sie aus wie ich? Und wovor hatte diese Frau so große Angst, dass sie zu meiner personifizierten Angst geworden war? War sie es, die mir bei Stress die Luft abdrückte, die mir den Schlaf raubte, meine Spiralen in Gang setzte, die Tornados heraufbeschwor? Sie war kein Monster? Sie war überhaupt nicht wütend oder aggressiv? Sie war selbst eine Verzweifelte? »Wovor hast du denn Angst?«, fragte ich. »Vor dir«, sagte sie, »weil du mich zerstören willst.« Sie hatte Angst vor mir? Das ergab doch überhaupt keinen Sinn!

»Aber ich tu dir doch gar nichts«, sagte ich, »du quälst doch mich!« »Was soll ich denn tun, wenn du mich umbringen willst?«, rief sie. »Ich muss mich doch wehren!« Ich war völlig ratlos. Ihre Antwort machte mich wütend und gleichzeitig tat sie mir leid, denn ich sah, dass es ihr schlecht ging. Ich wollte sie trösten: »Du brauchst keine Angst vor mir zu haben. Ich hasse dich nicht.« »Ich gehör doch zu dir«, weinte sie, »und du willst mich verstoßen!« »Aber ich verstoße dich nicht! Du machst mir das Leben schwer.

Du dominierst mein Leben. Du erdrückst mich! Ich weiß nie, wann du mir wieder an den Hals springst.« Ich versuchte, ihre Hand anzufassen. Sie war kalt und klamm. Zuerst zuckte sie zurück, dann ließ sie mich gewähren und wurde ruhiger. Irgendwie weckte sie mütterliche Gefühle in mir. Man sah ihr an, dass sie überfordert und mit ihrer Kraft am Ende war. Sie blickte mich zweifelnd, aber hoffnungsvoll an. »Ich passe auf dich auf«, sagte ich. »Ich werd dich nicht zerstören. Das verspreche ich dir.« Sie schien mir zu glauben. Ich hätte sie gern festgehalten, doch sie war wieder verschwunden.

Es war ein Wendepunkt in meinem Leben. Ich weiß jetzt, wie meine Angst aussieht und habe etwas sehr Wichtiges verstanden:

Sie gehört zu mir. Sie ist keine Fremde, keine erbitterte Feindin, sondern ein Teil von mir. Meine Zwillingsschwester, untrennbar mit mir verbunden. Sie ist nicht gefährlich und aggressiv, sondern nur schwach und verzweifelt. Ich bin viel stärker als sie. Ich kann sie beruhigen. Wir können einander helfen. Wir müssen nur lernen, miteinander auszukommen. Das geht am besten, wenn sie nicht hinter mir steht, sondern neben mir. Die Begegnung hat meine Einstellung zu meiner Angst für immer verändert. Ich habe sie angenommen. Ich lebe mit ihr, ohne sie bekämpfen, besiegen und überwinden zu wollen. Ich versuche zwar weiterhin, meine speziellen Ängste, meine Sorgenketten und die vielen Auslöser für all die Spiralen und Tornados anzugehen, die Strudel und Überschwemmungen zu kontrollieren, aber ich versuche nicht mehr, meine Angstseite, meine Ängstlichkeit zu bekämpfen. Mit ihr habe ich mich versöhnt. Ich bin eben ein ängstlicher Mensch. Ich nehme die Welt um mich herum auf eine ganz bestimmte, mir eigene Weise wahr. Ich versuche seitdem, unsere Grenzen nach außen deutlicher zu ziehen, uns nicht zu oft den Gefahren auszusetzen, die wir besonders fürchten und die uns ins Meer hinaustreiben. Ich möchte sie stärker machen und uns verteidigen, möglichst schnell Hilfe holen und »Nein« sagen oder schreien, wenn es nötig ist.

Jahre später versuchte ich, mich und die bleiche Schwester zu malen. Rechts neben uns steht ein riesiger Bär. Er schaut in die Ferne und kümmert sich um nichts. Meine bleiche Schwester hält einen roten Totenkopf in ihren Händen, der so heiß ist, dass sie ihn kaum tragen kann. Sie kann ihn nicht loslassen, weil sie glaubt, dann müsse sie sterben. Der Schädel wächst und droht ihr die Hände wegzubrennen. Sie ist völlig überfordert. Auch der Grizzly macht ihr Angst. Mein Ich in der Mitte hat viel zu tun, scheint die Situation aber im Griff zu haben. Ist der Schädel der rote Panikball meiner Kindheit? Er erschien ganz von selbst beim Zeichnen. Sieht so meine Angst vor dem Tod aus? In meiner Vorstellung versuchte ich, den glühenden Schädel zu kühlen, damit er der Schwester nicht weiter die Hände versengte. Der Fluss im Hintergrund konnte uns möglicherweise helfen. Vielleicht konnten wir in ihm schwimmen. Ich konnte damals mit der merkwürdigen Dreiergruppe emotional sehr viel und mit dem Verstand recht wenig anfangen. War der Bär ein Bild für meine inneren Kräfte? Oder für meine Aggressionen? Die irgendwann unkontrolliert aus dem Ruder laufen konnten? Gab es ein Ventil für die Bärenkräfte? Mit einem Mal fiel mir mein zweiter Vorname ein: Ursula, »Bärchen«. Ist der Bär auch ein Teil von mir? Drei Jahre lang verstand ich mein eigenes Bild nicht. Als ich dieses Buch fast fertig geschrieben hatte, versuchte ich noch einmal, die drei zu malen. Vielleicht hatte sich in der Zwischenzeit etwas verändert?

Diesmal fing ich mit dem Bären an, und plötzlich ritten die bleiche Schwester und ich hoch oben auf seinem Rücken. Der glühende Schädel war zwar weiter gewachsen und sah noch bedrohlicher aus, doch jetzt lag er in einem Netz, das der Bär hinter sich herzog. Die Angstschwester trägt den Schädel nicht mehr. Das hat der Bär übernommen. Jetzt weiß ich auch, was der Bär symbolisiert: meine Fantasie, meine Kreativität. Sie ist so stark, dass sie das Unmögliche schafft. Ich kann meine Ängste nutzen und verwandeln. Wenn ich male, schreibe und träume, habe ich Bärenkräfte. Die bleiche Schwester schmiegt sich an mich. Ich verleugne sie nicht mehr. Ich kann sie trösten, sie beruhigen. Die Angst vor dem Tod ist nicht mehr das Wichtigste in meinem Leben. Das Wichtigste ist meine Fantasie. Sie ist bärenstark, und ihr kann auch der Tod nichts anhaben.

Körperängste

Riesenschwindel und Schmerzen

Ängste, die unmittelbar mit meinem Körper zusammenhängen oder durch körperliche Symptome ausgelöst werden, sind für mich besonders schwer zu ertragen. Vor allem, wenn zur Angst noch Schmerz kommt. Sie sind ein mächtiges Paar, das mich leicht an den Rand der Verzweiflung bringen kann. Was chronische Schmerzen aus einem Menschen machen können, habe ich an meiner Mutter gesehen. Sie wurde depressiv und gab sich auf. Seit einigen Jahren leide auch ich unter Gelenkschmerzen. Anfangs lösten sie oft Angstanfälle aus, vor allem nachts. Es war nicht leicht, damit richtig umzugehen. In den meisten Fachbüchern über Angst wird auch die Angst vor Krankheiten oder vor dem Verlust der Gesundheit behandelt. Die wohlbekannten hypochondrischen Störungen sind geprägt durch die Überzeugung, bereits an einer schweren körperlichen Krankheit zu leiden, deren oft nur vermeintliche Symptome immer wieder abgeklärt und behandelt werden müssen. Wenn keine organischen Ursachen gefunden werden, beruhigen sich die Patienten, aber leider nur vorübergehend. Offenbar sind hypochondrische Ängste weitverbreitet: 10 bis 20 Prozent aller Menschen leiden in bestimmten Lebensphasen für kurze Zeit daran.

Auch Finn ließ seine vermeintlichen Symptome immer sofort abklären. Ungewissheit war für ihn unerträglich. Seine Angst war leicht zu aktivieren: Wenn er jemanden traf oder von jemandem hörte, der schwer krank war, hatte er meist noch am gleichen Tag dieselben Symptome. Auch normale Körperempfindungen interpretierte er oft als bedrohlich. Manchmal unterscheidet man zwischen übermäßiger Krankheitsangst (der Angst, krank zu werden) und Krankheitsüberzeugung (der Angst, bereits krank zu sein). Finn hatte beides. Nur typische Frauenkrankheiten waren für Finn kein Problem, die fürchtete er allerdings bei mir oder seiner Mutter. Wenn er ein neues Symptom gefunden hatte, das ihn in seiner Überzeugung bestärkte, todgeweiht zu sein, konnte ich ihn nur selten beruhigen. Manche Geschichten waren geradezu bizarr.

Einmal fand er morgens »grüne Galle« auf dem Kopfkissen und rastete völlig aus. Zuerst war ich genauso erschrocken, doch die Farbe war so ungewöhnlich, dass ich beschloss, der Sache auf den Grund zu gehen. Es stellte sich heraus, dass Finn vor dem Schlafengehen mehrere Johanniskrautkapseln genommen hatte. Der Kapselinhalt hatte dieselbe giftgrüne Farbe, wie ich ihm überzeugend vorführen konnte. Finn war erleichtert. Bis zum nächsten Symptom. Ein kurzes Zwacken reichte, um ihn in schlimmste Panik zu versetzen.

Wenn jemand zu ihm sagte, er sehe blass aus, war er sofort überzeugt, er hätte Leukämie, Tuberkulose oder Krebs. Starke Schmerzen dagegen konnte er im Gegensatz zu mir gut ertragen.

Er wusste ja, was es war. Auch vor medizinischen Behandlungen hatte er keine Angst. Er vertraute seinen Ärzten und entspannte sich, sobald ihm jemand half, war dabei allerdings hochsensibel für Zwischentöne. Die Ärzte durften nicht den leisesten Hauch von Zweifel an ihren Diagnosen haben. Dann musste immer weiter »abgeklärt« werden. In Arztpraxen und Krankenhäusern fühlte er sich sicher und hatte weder Probleme damit, sich Spritzen ins Gelenk setzen zu lassen, was mich vorher, währenddessen und nachher völlig fertigmacht, noch Probleme mit Magenspiegelungen oder modernen Apparaten. Finn ertrug sogar Zahnbehandlungen ohne Narkose. Er war extrem hart im Nehmen, so lange er wusste, dass es »nichts Schlimmes« war. Er fand nur Symptome beängstigend, die er nicht einordnen konnte. Ich bin da ganz anders.

Schmerzen machen mich fertig, ich traue den meisten Ärzten nicht über den Weg und entspanne mich niemals in Arztpraxen. Ich bin schrecklich misstrauisch, daher wirken bei mir weder Bachblüten noch homöopathische Mittel. Heute habe ich zwar den Vorteil, in einer Familie voller Ärzte zu leben, die ich um Rat fragen könnte, wenn mich wieder die Angst packt, doch ich fürchte mich schon vor dem Fragen. Ich könnte ja eine beunruhigende Antwort erhalten! Ich ertrage lieber die Ungewissheit und mache mir unnötig Stress! So führte eine Zyste dazu, dass ich monatelang glaubte, Brustkrebs zu haben, bis die Angst vor der Krankheit schlimmer war als die Angst vor der Gewissheit und ich zur Gynäkologin ging. Ich sprach vorher mit keinem darüber, litt stumm vor mich hin und hatte mit meinem Leben schon mehr oder weniger abgeschlossen. Am meisten Angst habe ich vor all dem Schrecklichen, das nach der Diagnose passiert: Operation,

Chemotherapie, Schmerzen, Tod. Ein Fibrom an der Schulter hielt ich jahrelang für Krebs, bis mein Mann mich zufällig »aufklärte«. Eigentlich sollte ich »am Modell lernen«, aber irgendwie klappt es nicht. Mein Mann schätzt seinen Körper meist richtig ein und benutzt beruhigende Begriffe wie »Befindlichkeitsstörung« und »Gebresten«, wenn ich mich bereits in Lebensgefahr wähne. Von ihm habe ich gelernt, dass Gesundheit nicht bedeutet, dass man seinen Körper nicht spürt. Mit zunehmendem Alter spürt man ihn leider immer häufiger. Dinge, die bisher selbstverständlich waren, gehen plötzlich nicht mehr. Die neuen Einschränkungen machen Angst. Ich habe leider andere Modelle, von denen ich mich nicht lösen kann: Meine Mutter ließ sich beim kleinsten Symptom durchchecken, und mein Vater geht erst zum Arzt, wenn es fünf vor zwölf ist. Wahrscheinlich achten ängstliche Menschen besonders auf Körpersignale und deuten bereits kleinste Veränderungen als Zeichen drohenden Unheils? Vielleicht haben wir sogar eine niedrigere Schmerzgrenze? Schmerzen machen Angst, die Angst verstärkt den Schmerz, der Körper verspannt noch mehr, und schon hängt man im Tornado. Oft hilft es übrigens, bei Schmerzen zusätzlich Angstlöser oder Antidepressiva zur Schmerzdistanzierung einzunehmen.

Nach dem Ende meiner Therapie, die fünfzig Sitzungen umfasste, traf mich die Körperangst mit voller Wucht. Eigentlich war ich stolz auf mich, hatte das Gefühl, ein Riesengebirge bewältigt zu haben. Meine Probleme waren aufgedeckt, ich hatte meiner Angst ins Gesicht geschaut, vertraute meinen eigenen Heilkräften und war bereit, mich allein dem Leben zu stellen. Vor der letzten Sitzung war ich aufgeregt und auch ein bisschen traurig, weil ich Marion nun nicht mehr regelmäßig sehen würde. Mein

Standardsatz »Das kann ich nicht!« hatte sich verwandelt in »Das kann ich noch nicht«. Nur ein kleines Wort, aber es ändert alles. Manchmal hörte ich Marion auch beruhigend in meinem Inneren sagen: »Das musst du jetzt nicht aushalten!« Und dann wehrte ich mich auch.

Ich hatte während der Therapie wichtige und einschneidende Schritte gewagt und war sicher, dass ich es jetzt allein schaffen würde. Doch einige Wochen nach der letzten Sitzung begann der Schwindel. Er kam anfallsartig und war so stark, dass ich kaum noch stehen konnte. Er verschwand auch nicht, wenn ich im Bett lag. Die Welt war wie aus den Angeln gehoben, alles drehte und kreiste um mich herum. Ich hatte Angst zu fallen, sobald ich aufstand. Ich konnte mir nicht erklären, was mit mir los war. Mir sausten und klingelten die Ohren. Hatte ich einen Gehirntumor? Oder etwas an den Augen oder an den Ohren? Zu hohen Blutdruck? Regelmäßiges Blutdruckmessen in der Apotheke ergab, dass alles im grünen Bereich war. Augenarzt und HNO-Arzt meinten: »Ihre Symptome hören sich nicht nach etwas Organischem an.« Weitere Untersuchungen seien nicht notwendig. Meine Angst näherte sich immer mehr der gefürchteten Panik.

In meiner Verzweiflung ging ich zu meiner Hausärztin Dr. Brand. Der Schwindel plagte mich nun schon über einen Monat. Wenn er besonders schlimm war, wurde mir übel, und ich musste mich an der Wand abstützen. Er überfiel mich meist anfallsartig und plötzlich, aber auch, wenn ich nur dachte: Heute war mir noch gar nicht schwindelig! Angst schien den Schwindel zu verstärken. Und umgekehrt. Ein Teufelskreis. Dr. Brand untersuchte mich und sonografierte meine Halsarterien. Sie konnte nichts finden.

Schließlich fragte sie nach einschneidenden Erlebnissen in der letzten Zeit. Mir fiel nichts ein. Eigentlich war doch alles gut. Meinen Eltern ging es besser, beruflich hatte ich genug zu tun. »Fällt Ihnen gar nichts ein, das sich verändert hat?«, bohrte sie weiter. »Überlegen Sie mal. Sagen Sie einfach alles, was Ihnen in den Sinn kommt.« Ich überlegte. »Ich habe keine Therapie mehr«, hörte ich mich plötzlich sagen. Dr. Brand sah mich überrascht an. »Fehlt Ihnen Ihre Therapeutin?« Mir schossen die Tränen in die Augen. »Ja«, murmelte ich. »Vielleicht war das zu plötzlich für Sie? Vielleicht hätten Sie sich für den Abschied mehr Zeit nehmen müssen?« »Aber ich hatte doch keine Stunden mehr!« »Der Abschied in einer Therapie ist manchmal genauso tief greifend wie die Trennung von einem Partner und kann auch genauso wehtun«, sagte Dr. Brand.

Offenbar hatte sie den Finger genau in die Wunde gelegt. »Kann so schlimmer Schwindel denn von der Psyche kommen?« »Sie glauben gar nicht, was die Seele alles kann!« Dr. Brand verschrieb mir etwas gegen den Schwindel und riet mir dringend, mich bei Marion zu melden. Ich glaube nicht an Homöopathie, aber die Globuli waren ein Symbol für Dr. Brands Fürsorge und trösteten mich allein aus diesem Grund. Zu Hause heulte ich mir die Seele aus dem Leib. Es fühlte sich an, als würde ein harter Knoten in mir aufplatzen. Dann schrieb ich alles auf, was mir zu dem Wort »Schwindel« einfiel: »drehen«, »kreisen«, »nicht allein gehen können«, »unsicher sein«, aber auch »flunkern«, »die Unwahrheit sagen«. Der Schwindel wirbelte mich herum, genau wie Spirale, Karussell, Strudel und Tornado. Ich hatte offenbar Angst ohne Marion. Wie früher, ohne meine Mutter. Ich musste vielleicht doch noch lernen, allein zu gehen, fortzugehen. Meine

Selbstsicherheit war offenbar ein Riesenschwindel, ich kam noch gar nicht allein klar. Ich rief Marion an.
»Willst du vorbeikommen?«, fragte sie. Dass der Schwindel möglicherweise mit ihr zusammenhing, sagte ich noch nicht. Doch meine Hausärztin hatte richtig gelegen. Nach fünf weiteren Therapiestunden, die wir auf mehrere Monate verteilten, hatte ich mich abgenabelt. Zunächst konnte ich nicht glauben, dass der Schwindel »einfach so« wieder verschwinden würde. Es dauerte auch noch eine Weile, doch dann war ich schwindelfrei. Aber warum diese heftige Reaktion auf die Trennung? Ich war doch gut vorbereitet gewesen! Offenbar war meine Psyche da anderer Meinung. Marion war nicht wie meine Mutter, sie ließ los, ermunterte mich, neue Wege auszuprobieren, versuchte nicht, mich an sich zu binden. Ich konnte allein gehen.

Verhängnisverhütung und Katzenjammer

Einige Jahre nach meiner Therapie traf ich den Mann, der anders war als meine früheren Partner. Lange Zeit wagte ich nicht zu glauben, dass mein neues Leben Bestand haben würde. Inzwischen habe ich mich entspannt. Wir sind jetzt 13 Jahre verheiratet und immer noch glücklich. Schon beim zweiten Rendezvous gestand ich ihm vorsichtshalber all meine Macken und Ängste. Er meinte nur: »Nobody is perfect.« Danach sah ich sprachlos zu, wie die größte Ehephobikerin der Welt all ihre Bedenken über Bord warf. Im Grunde war es ganz einfach: Meine alten Denkmuster waren schlichtweg falsch. Die Ehe muss kein Gefängnis sein. Notorische Eifersucht, dramatische Gefühlsausbrüche und Seelenqualen sind keine Liebesbeweise. Wichtig ist, dass man sich mag und achtet, zusammen lachen kann und keine Angst hat. Heute würde ich nicht mehr zulassen, dass man mich so sehr verletzt, dass ich daran fast zerbreche. Liebe macht stark, nicht schwach, daran erkennt man sie sofort.

Eine große Furcht ließ mich jedoch auch mitten im Glück nicht los. Es dauerte lange, bis ich über meine Gravidophobie sprechen konnte. Sie hat sich als besonders einschneidend für mein Leben herausgestellt. Wie schwerwiegend mein Problem war, wurde mir erst klar, als mir vor einigen Jahren ein denkwürdiger Freudscher Versprecher unterlief und ich mich bei einem Gespräch »Verhängnisverhütung« statt »Empfängnisverhütung« sagen hörte. Meine Freundinnen lachten. Sie hielten meine Formulierung für ein beabsichtigtes Wortspiel. Ich ließ sie in ihrem Glauben. Doch ich war ziemlich erschrocken. War es wirklich so schlimm? Bedeutet Schwangerschaft für mich wirklich Verhängnis?

Mein Leben lang hatte ich viele vernünftige Argumente gegen eine Schwangerschaft: Ich war zu jung, ging noch zur Schule, hatte kein Geld. Meine Mutter hatte panische Angst davor, dass ich als Minderjährige schwanger werden und von der Klosterschule gejagt werden könnte, und unterzog mich regelmäßig Verhören, die stark an die heilige Inquisition erinnerten. Auch ich hatte damals wahnsinnige Angst, dass »etwas passieren« könnte. Viele Jahre lang tat ich alles, um das drohende »Verhängnis« abzuwenden. Vielleicht war es anfangs »nur« die delegierte Angst meiner Mutter? Irgendwann wurde sie chronisch. Es gab immer noch genug Gründe, die ich ins Feld führen konnte: erst studierte ich noch, dann hatte ich kein Einkommen, keine feste Stelle, wollte auf keinen Fall heiraten, später mal ins Ausland, meine Freiheit nicht verlieren, mich nicht auf Gedeih und Verderb einem Mann ausliefern. Erschwerend kam hinzu, dass ich bis Anfang vierzig eine merkwürdige Schwäche für ewige Verlierer und unzuverlässige Hallodris hatte, die zu jung, zu alt oder zu verheiratet waren. Wer will schon einen Sprössling von Charlie Brown, Peter Pan, Don Juan oder Casanova?

Doch meine tief sitzenden Ängste sahen anders aus. Schwangerschaft war lebensgefährlich! Schreckliche Dinge waren damit verbunden: Fehlgeburten, Frühgeburten, Ausschabungen, Diabetes, Kreißsaal, postnatale Depression, Inkontinenz, Kaiserschnitt, Rückenmarksnarkose, Wehen, Dammschnitt, Nachgeburt, Krankenhaus! Ich kenne Frauen, die wochenlang bewegungslos im Bett lagen, damit ihr Kind geboren werden konnte. Todsicher wäre mir während der neun Monate Furchtbares passiert. Es war die Doppelangst, die mich abschreckte und überforderte. Schon der Gedanke, ein anderes Wesen könnte in mir heranwachsen, machte mir Stress. Etwas, das um sich trat, auf lebenswichtige Organe drückte, einen ständig zum Klo rennen ließ, die Hormone durcheinanderbrachte, Übelkeit, Übellaunigkeit und Weinkrämpfe verursachte, unter unerträglichen Schmerzen ans Licht der Welt kam und einen möglicherweise dabei in Stücke riss oder ausbluten ließ. Ich kannte »Rosemarys Baby« und die Szene in »Alien«, in der das Ungeheuer herausplatzt und sich kreischend ins Dunkle davonmacht. Perverse Szenen, aber sie geisterten nun mal in meinem Kopf herum. Ich wundere mich immer wieder, wenn Frauen mir erzählen, dass die Schwangerschaft die schönste Zeit ihres Lebens war. Ich weiß, dass sie es ernst meinen, und doch kann ich es wegen meiner Störung nicht nachvollziehen.

Schwangere Frauen beobachte ich staunend und zärtlich, entwickle Beschützerinstinkte, stehe ihnen hilfreich zur Seite, halte

Türen auf, trage Taschen, koche Kräutertees, schleppe saure Gurken und halb rohe Eier an, fiebere dem Geburtstermin entgegen, schaue mir jedes noch so vernebelte Ultraschalbild an, werde total sentimental und heule, wenn ich Mutter und Säugling im Krankenhaus besuche. Die Geburten unserer Enkel waren für mich absolute Highlights. Ich liebe es, Spielzeug, Krabbeldecken, Nuckis, Schlafsäcke und Pampers zu besorgen. Wir haben hier eine Babystation vom Feinsten. Vor mir hängt ein Bild, auf dem die vier Kleinen zu sehen sind, und mir wird das Herz schon weit, wenn ich es anschaue. Kinder sind nicht mein Problem. Mein Problem ist, schwanger zu sein und sie zu gebären! Möglicherweise ist der Akt der Geburt für mich eng mit meiner Urangst verknüpft. Meine Mutter hat mir meine Geburt immer als höchst abschreckend geschildert. Ich wurde mit der Zange herausgezogen. Vielleicht habe ich ja ein Geburtstrauma? Wenn sie erst geboren sind, habe ich an Babys große Freude. Wenn sie vom Himmel fallen oder Männer sie kriegen würden, hätte ich bestimmt ein halbes Dutzend. Ich hätte gern eigene Kinder. Wenn da nur nicht diese übermächtige, unerträgliche Furcht vor Schwangerschaft und Geburt gewesen wäre.

Mit dieser Phobie habe ich es selbst in der Therapie nie aufgenommen, wie ich zu meiner Schande gestehen muss. Ich hatte sogar Angst, darüber zu reden! Ab Mitte dreißig fürchtete ich zusätzlich als »späte Erstgebärende« ein behindertes Kind zur Welt zu bringen und daraufhin vom potenziellen Vater verlassen zu werden. Plötzlich war eine Schwangerschaft auch aus medizinischer Sicht gefährlich. Den einzigen Mann, mit dem ich es vielleicht riskiert hätte, lernte ich zu spät kennen. Heute bin ich entspannt: Seit der Menopause ist die Phobie weg. Ich hadere nicht mit mir und gebe niemandem die Schuld. Es hat einfach nicht sollen sein. Ich weiß wohl, dass mir etwas Wunderschönes entgangen ist – nach der Schwangerschaft.

»Schade«, sagt das innere Kind. »Besser so«, sagt die bleiche Schwester. Typisch, dass sie das sagt. Ich hatte auch in dieser Hinsicht unglaubliches Glück. Mein Mann brachte zwei große Kinder mit in die Ehe, und jetzt habe ich vier süße Enkel, mit denen das Kind und ich spielen können. Wenn ich daran denke, mit welchen Problemen manche Frauen fertigwerden müssen, scheinen mir meine Ängste verständlich zu sein. Merkwürdigerweise scheint es bei Frauen einen Schutzmechanismus zu geben, der sie all diese Widrigkeiten unglaublich schnell vergessen lässt. Ob ich den auch gehabt hätte? Ich fürchte, ich hätte neun Monate Angst ertragen müssen. Meine Freundin Jacqueline hat dieselbe Phobie, wollte aber unbedingt ein Kind. Sie hatte während der Schwangerschaft großen Stress. Ich habe sie gut verstanden.

Es gibt noch eine Angst, die ich nicht loswerde: Ich liebe meine Katzen, kann mir ein Leben ohne sie nicht vorstellen und habe große Angst, es könnte ihnen etwas passieren. Nicht unberechtigt, denn wir wohnen an einer viel befahrenen Straße. Wenn eine der Katzen das Grundstück verlässt, hat sie schlechte Karten. Bei gutem Wetter lasse ich die Tiere in den gesicherten Garten, doch sobald ich ins Haus gehe, werde ich unruhig. Sie könnten über den Zaun klettern, im Teich ertrinken, vom Nachbarskater zerfleischt werden, giftige Pflanzen fressen, von Wespen ins Maul gestochen, von Zecken infiziert werden! Berechtigte Ängste! In meiner Kindheit wurden die Dorfkatzen ja auch überfahren und angeschossen und holten sich tödliche Krankheiten und infizierte Bisswunden. Richtig schlimm wurden die Trennungsängste erst mit meinen ersten Wohnungskatzen. Die Symbiose war extrem, wir waren Tag und Nacht zusammen. Impfungen und Tierarztbesuche waren Stress pur, Kastrationen waren echte Katzastrophen. Am schlimmsten war der Abschied. Die Entscheidung, ein altes, krankes Tier einschläfern zu lassen, war die Hölle, ich heulte tagelang und wurde die Bilder nie wieder los. Als ich eine Zeit lang ohne Katzen sein musste, verfiel ich in Trübsinn. Mein Katzenjammer ist leicht zu aktivieren. Sobald sie sich »anders« verhalten, gerate ich in Unruhe. Wenn die Tiere wirklich krank sind, befürchte ich das Schlimmste. Krebs! Darmeinstülpung! Nierenversagen! HCM! Herzhusten! Leider weiß ich als Katzenfachfrau alles über bedrohliche Krankheiten. Ich gestehe es: Ich leide an Katzenverlustphobie. Meine Maine Coons müssen mich dauernd zurück in die Normalität schmusen. Doch es geht auch anders: Mein alter Sam reagierte merkwürdigerweise auf meine Angstanfälle mit Durchfall. Nicht mal Valium half. Bis es der Tierärztin dämmerte: »Nehmen Sie doch mal die Tabletten!« Die Wirkung war verblüffend. Zehn Minuten, nachdem ich eine halbe Valium geschluckt hatte, war der Kater ruhig. Sam war ein feliner Angst-Seismograf! Katzen im Bett sind übrigens gute Angstlöser. Wer viel Angst hat, braucht viele Katzen. Ich habe vier. Wenn ich Angst bekomme, streichelt mir Alice sanft übers Gesicht. Mit eingezogenen Krallen, versteht sich.

Feuerzeit und Qigong

Nach meiner ersten Therapie kam ich bis Anfang fünfzig gut klar mit meinen Ängsten. Dem Phänomen »Wechseljahre« stand ich positiv gegenüber, sah darin die Chance für eine Neuorientierung und eine interessante und bereichernde Lebensphase. Ich las Bücher zu dem Thema und beschloss, die Pille abzusetzen. Mein Körper sollte seine natürliche Balance finden. Ich sprach mit etlichen Freundinnen. Einige schlugen sich gerade genervt mit Hitzewallungen, Haarausfall, Schlafstörungen und Hautproblemen herum, andere hatten gar keine Symptome und hielten das ganze Gerede für lächerlich. Offenbar gab es alle Varianten. Ich fühlte mich gut vorbereitet und ging die Sache entspannt an.

Meine Knie-Arthrose machte mir zwar neuerdings Probleme, beeinträchtigte mich aber nicht besonders. Ich hoffte, dass ohne Hormone alles besser werden würde. Meine Gynäkologin riet mir, die Hormone auszuschleichen, damit der Körper sich allmählich an den neuen Zustand gewöhnen könne. Ich bekam ein schwächeres Präparat, das ich langsam niedriger dosierte. Schon bald stellten sich Beschwerden ein. Die erste Hitzewallung war besonders eindrucksvoll. Ich saß harmlos am Schreibtisch, als plötzlich eine heiße Welle Oberkörper und Gesicht überschwemmte, mich kurz in Feuer tauchte und wieder abflaute. Zuerst fand ich es ganz lustig. Doch die Hitzewallungen wurden immer stärker und lästiger, überfielen mich in der Bahn, auf der Straße, beim Einkaufen, im Gespräch, beim Essen mit Freunden und vor allem nachts. Ich saß nass geschwitzt im Bett und fand die Wechseljahre nur noch furchtbar. Konzentrationsstörungen, Stimmungsschwankungen, Herzrasen und Schlafstörungen machten mir zu schaffen. Mir war dauernd heiß, die Haut spannte, die Schleimhäute wurden immer trockener. Ich stellte mitten im Winter die Heizung ab, weil ich es vor Hitze nicht aushielt, lief bei dickster Kälte im T-Shirt herum und begann, unter Muskel-

und Gelenkschmerzen zu leiden. Ich fühlte mich höchst unwohl in meiner Haut und beobachtete meinen Körper mit wachsender Besorgnis.

Irgendwann redete ich von nichts anderem mehr und kam mir vor wie meine eigene Mutter. Mein Gedächtnis war wie ein Sieb, ich war ständig gereizt, mein Kopf fühlte sich an wie ein Ballon voll Watte. Am schlimmsten waren die Nächte. Ich wälzte mich rastlos hin und her oder geisterte ruhelos im Haus herum. Wenn ich einschlief, plagten mich Albträume, in denen ich mich verirrte und niemanden erreichen konnte. Ich war in einem Universum aus Hochhäusern und Aufzügen gefangen, die mich ins falsche Stockwerke trugen, und lief durch fremde leere Großstädte. Dauernd weckten mich meine eingeschlafenen Hände sowie ein unerklärliches Phänomen, das ich hilflos »Elektrizität« nannte. War das die Schilddrüse? Die Schilddrüse war in Ordnung. Ich ließ meinen Hormonspiegel bestimmen. Die Östrogenwerte waren natürlich im Keller. Meine Gynäkologin riet mir zu einer Hormonersatztherapie. Wollte ich aber nicht! Das Klimakterium war doch keine Krankheit! Ich versuchte es mit Entspannungsübungen, Spezialkapseln, Heilkräutern und Tees. Nichts half. Mein altes Problem, jede körperliche Veränderung als etwas Bedrohliches einzuordnen, machte mir zu schaffen. Meine Mutter musste unerwartet ins Krankenhaus und kam auf die Intensivstation. Meinem Vater ging es auch nicht gut. Meine Albträume wurden wahr. Als schließlich beide Eltern im Krankenhaus lagen, ging gar nichts mehr. Ich fühlte mich erschlagen von den Aufgaben, die plötzlich auf mich zukamen.

Im Krankenhaus wurde meine Mutter zum Pflegefall und hatte Angst, ins Heim zu müssen. Meine Schwester und ich mussten jetzt die Verantwortung übernehmen. In einer Lebensphase, die mir ohnehin Riesenprobleme bereitete, überschwemmten mich immer mehr Angstanfälle und Albträume. Ich brauchte Hilfe. Ich ging zu Marion und begann meine zweite Therapie. Diesmal waren es nicht nur die alten Ängste, sondern auch die Wechseljahrsbeschwerden und die schmerzenden Gelenke, die mir zusetzten. Ich fühlte mich meinem Körper hilflos ausgeliefert. Da die Hitzewallungen mit Herzrasen einhergingen, mündeten sie nur allzu schnell in Angstanfälle. Ich versuchte, das Feuer mit kleinen Tricks anzugehen, stellte mir lindernde, kühle Bilder vor, etwa am Meer in einer sanften Brise zu stehen oder unter schattigen Bäumen im frischen Wind zu sitzen. Es half nur wenig. Das »elektrische« Gefühl wurde immer schlimmer, niemand schien zu wissen, was dahintersteckte, und es ließ sich nur schwer beschreiben. Unangenehme Missempfindungen jagten wie Stromstöße überall durch den Körper, vor allem durch die Beine. Es fühlte sich an, als läge man auf einer schleudernden Waschmaschine oder säße im Bus auf dem laufenden Motor. Es tat nicht weh, machte mir aber Angst. Das Gefühl war besonders nachts so stark, dass ich den Stress kaum noch aushielt. Nicht einmal meine Gynäkologin konnte mit der »Elektrizität« etwas anfangen und schickte mich zu einem Neurologen, was mich noch mehr in Schrecken versetzte. Was konnte das bloß sein? Multiple Sklerose? Parkinson? Ich machte den Fehler und googelte meine Beschwerden. Danach war alles zu spät.

Mein Mann erklärte mir, was Kribbel-Parästhesien sind. In einem meiner Bücher las ich, dass derartige Missempfindungen während der Wechseljahre und bei Angstzuständen auftreten können, doch ich befürchtete trotzdem das Schlimmste. Der Neurologe fand nichts und nahm meine Beschwerden nicht ernst. Von meinen Ängsten erzählte ich ihm lieber nichts. Weiterhin wurde ich nachts von meinen tauben Händen geplagt und lag »elektrisiert« im Bett. Ich hatte das furchtbare Gefühl, dass mir niemand helfen konnte. Nicht mal Marion! Offenbar war ich diesmal dabei, wirklich den Verstand zu verlieren. Ich konnte meinen Zustand nur noch mit Beruhigungsmitteln ertragen. Zusätzlich schluckte ich Antihistamine, Magnesium und Vitamin B. »Geh doch mal zu Dr. Brand«, empfahl mir Marion.

Dr. Brand hatte inzwischen eine Zusatzausbildung für traditionelle chinesische Medizin und Akupunktur gemacht. Sie hörte mir aufmerksam zu und half mir schon allein dadurch, dass sie mir versicherte, sie kenne mehrere Frauen, die während der Wechseljahre unter denselben oder ähnlichen Beschwerden leiden würden. »Wirklich?«, fragte ich ungläubig. Dann war es also nichts Schlimmes? Und ich war nicht allein mit meinen merkwürdigen Symptomen? »Sie ahnen gar nicht, was es alles gibt!«, meinte sie. »Das bekommen wir schon in den Griff!«

Die chinesische Medizin habe ein anderes Verständnis von der Funktionsweise des Körpers, erklärte sie mir und erzählte von der Lebensenergie Qi, deren Fluss blockiert oder gestört werden könne. Das beruhigte mich, allerdings nur vorübergehend. Aber wenigstens hielt sie mich nicht für verrückt. Und sie brachte mich auf eine Idee: Ich hatte schon länger mit dem Gedanken gespielt, einen Qigong-Kurs zu besuchen, stellte zu meiner Freude fest, dass die Krankenkasse 80 Prozent der Kursgebühr erstattet, und meldete mich in einer Gruppe an. Meine Hoffnung war, dass sich die elektrischen Gefühle durch die östliche Medizin lindern ließen, wenn schon die westliche nichts damit anfangen konnte. Vielleicht war es ja nur wild gewordene Energie? Qigong wurde ähnlich wie WenDo eine faszinierende Erfahrung. Sowohl die Hitzewallungen als auch die »Elektrizität« ließen sich zu meiner Verblüffung positiv beeinflussen. Es gab einfache Armbewegungen, die sofort Hitzewallungen bei mir auslösten. Das Blut schwemmte hoch in Hals und Kopf und schien sich dort zu stauen. Die Trainerin war sehr aufmerksam und versuchte, den Frauen im Kurs, die alle unterschiedliche gesundheitliche Probleme hatten, individuell zu helfen. Das Kribbeln und die Hitzewallungen bei bestimmten Übungen hatte leider nur ich. Immer wieder fragte die Trainerin nach unseren Körperempfindungen. Erstaunlich war auch, dass sich die unangenehmen Empfindungen lindern ließen, wenn ich die Arme bei bestimmten Übungen lediglich weniger hoch hob oder mit mehr Druck nach unten führte als die anderen Kursteilnehmerinnen, oder wenn ich mir dabei etwas anderes vorstellte. Wir arbeiteten mit inneren Bildern, und es fiel mir nicht schwer, meine Hände in meiner Vorstellung durch Wasser oder Sand zu ziehen, imaginäre Bälle gegen starken oder schwachen Widerstand aufs Wasser zu drücken, wie ein riesiger Kondor die Flügel zu spreizen oder wie ein Kranich zu schreiten.

Das lästige Kribbeln in den Händen ließ sich abstellen, indem ich sie locker hängen ließ und mehrmals zur Faust ballte. Durch Abklopfen der Leitbahnen verteilte sich meine »Elektrizität« bald gleichmäßiger. Die chinesische Musik, die wir bei den Übungen hörten, hatte eine geradezu hypnotische Wirkung auf mich. Ich höre sie immer noch oft und gern. Die entspannte Atmosphäre und die sanften, langsamen Übungen waren angenehm, auch wenn es lange dauerte, bis ich auch nur eine einzige einigermaßen beherrschte. Ich merkte, dass ich bei Stress und Anspannung extrem flach atmete oder sogar die Luft anhielt. Nun lernte ich, aus dem Bauch heraus zu atmen. Es gab offenbar Kraftzentren im Körper, die sich aktivieren ließen und auf die ich mich konzentrieren konnte. Wenn ich nachts im Bett lag, stellte ich mir vor, zu liegen »wie eine Kiefer«. Zu Hause nahm ich das angenehme Abklopfen und Aktivieren der Leitbahnen am Morgen in meinen Tagesrhythmus auf.

Nach zwei Qigong-Kursen waren die Hitzewallungen deutlich besser geworden. Schlafstörungen und Ängste ließen sich leider weniger gut beeinflussen. Ich lag weiter stundenlang wach und machte mir Sorgen, vor allem wegen meiner Gelenkschmerzen. Ich war eine Fremde im eigenen Körper. Inzwischen kenne ich unzählige Aufzüge in Köln, doch damals brach ich innerlich schon zusammen, wenn ich von Weitem eine Treppe sah. Überall hörte ich Berichte von fehlgeschlagenen Operationen und Arthroskopien. In der MRT-Röhre bekam ich fürchterliche Klaustrophobie. Als ich die MRT-Bilder sah und mich mit den geschwollenen Knien nicht mehr bücken konnte, bekam ich einen Angstschub, der tagelang anhielt. Die Knieschmerzen blendeten alles andere aus, meine Gedanken verzettelten sich in Endlosschleifen, meine Zukunft war eine einzige Horrorvision: Ich kann nicht mehr laufen! Wir müssen aus unserem Haus ausziehen! Alle Operationen werden fehlschlagen!

Die Schmerzen wurden durch die Angst erst richtig angekurbelt. Gut gemeinte Beruhigungen »Dann kriegst du eben zwei neue Knie« versetzten mich noch mehr in Schrecken. Im Winter ging ich kaum aus dem Haus, vor lauter Angst hinzufallen. Ich begann eine Akupunkturbehandlung gegen die Schmerzen. Akupunktur ist bei Kniegelenkarthrose eine Kassenleistung, da es offenbar genügend Hinweise für eine Wirksamkeit gibt. Doch diesmal konnte mir Dr. Brand nicht helfen, weil ich mich dabei so stark auf meinen Körper konzentrierte, dass ich mich gar nicht mehr beruhigen konnte. Erst eine quirlige Physiotherapeutin gab mir wieder Hoffnung, sie kühlte meine Knie mit Eismassagen und brachte mir Übungen bei, mit denen ich bestimmte Muskelstränge stärken konnte. Ich experimentierte mit unterschiedlichen Schmerzmitteln und Dosierungen.

Letztlich half mir vor allem die Erkenntnis, dass ich nicht allein bin. Angst und Schmerz sind zwar beide unsichtbar, aber anders als bei der Angst gibt es genug Menschen, die zugeben, dass sie Schmerzen haben. Als ich die erste Mail aus dem Arthrose-Zentrum bekam, schossen mir die Tränen in die Augen: »Herzlich willkommen! Ich wünsche dir ein schönes Wochenende ohne schlimme Schmerzen!«, schrieb die mir unbekannte Frau. Sie verstand mich, sie wusste, wovon sie redete. Es gibt viele Parallelen zwischen Angst und Schmerz: Beide warnen und können lebensrettend sein, können aber auch lähmen und belasten. Beide machen einsam, können chronisch werden und lassen sich positiv beeinflussen, wenn man sie annehmen kann. Sowohl für Angst als auch für Schmerzen kann man subjektive Bewertungen abgeben, etwa eine Skala anlegen oder ein Tagebuch darüber führen. Wenn Angst und Schmerz zusammen auftreten, verstärken sie einander.

Selbst in meinen Träumen hatte ich plötzlich keine Gewalt mehr über meine schmerzenden Beine. Überall gab es steile Treppen und unüberwindbare Leitern. Dauernd musste ich unter Qualen Abhänge hochklettern, Berge erklimmen, an Seilen und Strickleitern in die Tiefe steigen. Inzwischen kann ich im Traum steile Treppe wieder schmerzfrei meistern, ich kann rennen und auch wieder fliegen. Offenbar habe ich meine Haltung zum Schmerz geändert: Ich habe ihn angenommen. Ich kann versuchen, den Schmerz mit Medikamenten zu lindern, ihm gut zureden und kreativ mit ihm umgehen. Wenn ich mich gegen ihn sperre, kurbelt er meine Angst nur noch mehr an.

Meine Mutter berichtete übrigens zu meiner Verblüffung, sie habe dereinst so heftig unter den Wechseljahren gelitten, dass sie Hormonspritzen bekommen habe. Das gab mir den Rest. Natürlichkeit hin oder her: Ich begann eine Hormonersatztherapie. Seitdem geht es mir deutlich besser. Die »Elektrizität«

war schlagartig vorbei. Kleiner Tipp: Nie Körper-Beschwerden googeln! Vieles, was man dabei erfährt, führt schnurstracks in die Panik. Einen Neuanfang gab es übrigens trotzdem: Ich machte endlich meinen alten Traum wahr und begann, meine eigenen Bücher zu schreiben.

Fährfrau und Schreibhemmung

Ich bin eine literarische Fährfrau, denn ich »übersetze« Bücher von einer Sprachseite auf die andere. Auch die Fährfahrten im Wörtermeer sind mit Ängsten verbunden. Anfang und Ende überstehe ich nur mit Psychopharmaka. Nach der Freude über den neuen Auftrag überfallen mich heftige Zweifel. Die Zeit reicht nicht, das ist ja viel zu schwierig! Was, wenn ich krank werde und nicht rechtzeitig abgeben kann? Ich verfasse in Windeseile eine Rohfassung und atme erst auf, wenn ich sehe, dass ich es doch schaffe. Das war bei jedem der etwa siebzig übersetzten Bücher ähnlich. Gelegentlich gibt es auch Zwischenkrisen, etwa wenn ich merke, dass ich mich mit Pferdezucht, Whiskybrennereien, abstrusen Dialekten, seltenen Eulenarten oder militärischen Rängen nicht auskenne. Ein guter Übersetzer muss alles sein: Detektiv, Forscher, Erzähler, Sprachwissenschaftler, Experte für sämtliche Fachgebiete. Er muss alles wissen, und der eigene Perfektionismus ist Stress pur. Für gewöhnlich habe ich einen disziplinierten Arbeitstag und kann mich zeitlich genau einschätzen, doch beim Endspurt plagen mich erneut große Sorgen: Stürzt der Computer ab? Ist auch wirklich alles übersetzt? Kriege ich nach dieser Elendsübersetzung je wieder einen Auftrag?

Einsam am Schreibtisch zu sitzen, hat auch Nachteile: Es gibt keinen, der einen beruhigt. Kritik ist für empfindsame Gemüter schwer zu ertragen und brennt sich tief ein. Die Zeit zwischen Abgabe und Feedback ist von ängstlicher Erwartung geprägt. Bleibt die Rückmeldung aus, eigentlich ein gutes Zeichen, ärgert es einen doch. Lob ist rar, Eingriffe in den Text sind an der Tagesordnung. Lektoren und Herausgeber dürfen alles ändern, ohne zu fragen. Man sieht seinen oft malträtierten Text erst wieder, wenn das Buch erscheint, zu spät für Einwände. Das ist das Schicksal der unermüdlichen, unsichtbaren Fährleute. Wir werden nur selten wahrgenommen und gewürdigt. Wer achtet schon auf den Übersetzer des Bestsellers, den er gerade liest? Übersetzer werden nur bemerkt, wenn sie berühmte Autoren übertragen oder öffentlich zerfleischt werden. Die Zeiten sind hart, Übersetzer werden schlecht bezahlt, das Lektorat wird zunehmend in anonyme Redaktionsbüros verlagert, und man ist ganz auf sich selbst gestellt.

Ich kenne Kollegen, die unter Zeitdruck zu Hochform auflaufen, jeden Auftrag als Herausforderung sehen, sich nie infrage stellen und sogar herbe Kritik stoisch wegstecken. Ich bin leider auch als Übersetzerin eine hochsensible Angsthäsin. Übersetzen ist für mich eine kreative Tätigkeit, und ich brauche dazu viel Zeit und Ruhe. Als Dolmetscherin wäre ich eine Katastrophe. Ich würde vor Stress zusammenbrechen. Wenn ich nicht mal Zeit hätte, Wörter nachzuschlagen oder einen Satz zu Ende zu hören, würde ich durchdrehen. Ich kenne mein mangelhaftes Stress-Management. Die Fährfrau, die diese Zeilen zu Papier bringt, ist auch nach etlichen Buchübersetzungen sorgenvoll. Ach ja, wäre nett, wenn Sie bei guten Büchern zukünftig auch auf den Namen des Übersetzers achten. Wir haben es verdient!

Ein Albtraum bleibt Übersetzern glücklicherweise erspart, denn sie haben den fertigen Text ja schon vor sich: der berüchtigte »Writer's Block«, die gefürchtete Schreibhemmung, die Angst vor dem leeren Blatt oder Monitor! Man findet keinen Anfang, hängt fest, hat keine Ideen mehr. Schon beim Gedanken ans Schreiben wird einem flau oder man wird von Zweifel und Perfektionismus befallen. Merkwürdigerweise hemmt die Blockade sehr oft Personen, die hervorragend reden können. Mein Mann ist dafür ein gutes Beispiel. Er hat große Probleme damit, sich schriftlich festzulegen, während er sich mündlich völlig frei fühlt und notfalls spontan schnell alles umformuliert. Bei seiner entspannten Bühnenpräsenz ist das kein Problem. Bei mir ist es genau umgekehrt, ich kann mir nicht mal vorstellen, einen Vortrag zu halten, habe aber keine Mühe, meine Gedanken zu Papier zu bringen. Mein Mann schreibt am besten mit dem Abgabetermin im Nacken, notfalls schlägt er sich sogar die Nächte um die Ohren, während ich nur ohne Zeitdruck entspanne.

Die klassischen Vermeidungshandlungen sind übrigens beim Schreiben und Übersetzen gleich: exzessives Aufräumen und Sortieren sowie der unstillbare Drang zu putzen, kochen, backen oder im Garten zu wühlen. Wahrscheinlich ist die Ursache für die meisten Blockaden die Angst vor Misserfolg oder Ablehnung, gelegentlich aber auch die Angst vor Erfolg, so absurd das klingen mag. Auch destruktive Kritik kann Blockaden auslösen. Viele große Schriftsteller hatten vorübergehende oder dauerhafte Schreibhemmung, etwa Douglas Adams, Bruce Chatwin, Er-

nest Hemingway und Franz Kafka. Chronische Schreibhemmung ist äußerst unangenehm und lässt sich leicht hervorrufen: Man braucht nur sein Manuskript mit einem unfreundlichen Brief zurückzubekommen. Offenbar verfügen die meisten Lektoren über bewährte abschreckende Vordrucke und besuchen Kurse, in denen sie das Ausfeilen eisiger Anschreiben erlernen.
Die Wirkung auf sensible Gemüter ist niederschmetternd. Schon der Anblick des Rückumschlags lässt das Herz stillstehen. Kritik an Übersetzungen tut weh, Manuskript-Ablehnungen sind tödlich. Vielleicht sollte man es machen wie Virginia Woolf, die Ablehnungsschreiben im Gästeklo zur besonderen Verwendung auslegte? Meine Freundin Karla hängt solche Briefe über den Herd, wo sie erstaunlich schnell ihren Schrecken verlieren. Warten auf eine Verlagsantwort ist dem Schreibfluss ebenfalls äußerst abträglich. Konzentration und Motivation sinken unter den Nullpunkt. Früher war ich wochenlang schreibunfähig, wenn ich ein Exposé abgeschickt hatte. Heute mache ich knallhart weiter und sage mir, dass selbst Astrid Lindgren anfangs monatelang warten musste und schließlich schriftlich nachfragte, wie lange der Verlag denn brauche, um ihr Manuskript abzulehnen.
Dagegen ist das Schreiben selbst für mich ein Zustand berauschender Freiheit. Erst wenn ich an die Verlagssuche denke, versperren mir meine Ängste wieder wie riesige Felsbrocken den Weg. Ich brauche dringend eine Agentin! Meine sozialen Ängste verhindern, dass ich mich anpreise, und tolle Beziehungen habe ich auch keine. Auch wenn sie in der Welt sind, sorge ich mich noch um meine Buchkinder. Finden sie Leser? Werden sie gemocht? Vielleicht wächst mir irgendwann ein dickeres Fell. Das müsste allerdings mindestens so schützend sein wie Allerleirauhs Mantel.

Vorhöllen und Altersschwächen

Unsere beiden Kinder sind Klinikärzte, und ich weiß, dass sie wie viele ihrer Kolleginnen und Kollegen einfühlsam und verständnisvoll mit ihren Patienten umgehen. Meine Schwester, eine gelernte Altenpflegerin, arbeitet heute in einem großen Krankenhaus. Auch sie ist wie viele Krankenschwestern und Pfleger bei ihren Patienten sehr beliebt. Leider hat dies an meiner großen Angst vor Krankenzimmern und Operationssälen bisher nichts geändert. Hierzu haben sicher auch negative Erfahrungen beigetragen, die ich keineswegs verallgemeinern möchte. Ich bin mir sicher, dass Menschen in Krankenhäusern Hilfe und Zuwendung erhalten. Dennoch bleiben sie für mich Orte des Schreckens.

Die Quellen meiner Urängste sind mir durchaus bewusst. Mich haben nicht nur die väterlichen Kriegsschrecken geprägt, sondern auch die ausufernden Schilderungen von Krankheits- und Todesfällen, mit denen meine Großtanten, die früher oft auf mich aufpassten, ihre Nachmittage füllten. Auch meine Mutter war bekannt für ihre Katastrophisierungen und hautnahen Schilderungen von Schreckensszenarien. Meine Bitten, mich damit zu verschonen, hat sie nie verstanden. »Nun sei doch nicht so zimperlich!«, meinte sie dann nur und fuhr unverdrossen fort mit ihren detaillierten Beschreibungen fremder und eigener Leiden. Sie ahnte nicht, dass in meinem Kopf schon bei bestimmten Wörtern grässliche Filme abliefen. Ich erinnere mich, wie bei einer Feier eine mir unbekannte Dame beim Anblick meiner Mutter ihrem Mann zuflüsterte: »Schnell weg, da kommt die Frau, die immer über Krankheit und Tod redet.« Besonders quälend war für mich, dass Schreckensmeldungen stets sofort und ungefiltert weitergegeben wurden, die ersehnten Entwarnungen dagegen oft ausblieben. Nicht nur einmal vergaß meine Mutter, mich nach einer Operation meines Vaters anzurufen und mir zu sagen, dass alles gut verlaufen sei. Dabei wusste sie doch, wie sehr ich auf die erlösende Nachricht wartete.

Mit meiner schlimmen Angst vor Krankenhäusern bin ich nicht allein. Wie eine neuere Forsa-Umfrage im Auftrag der Versicherungsgruppe HanseMerkur ergab, bereitet jedem zweiten Bundesbürger der Gedanke an einen stationären Klinikaufenthalt Sorge. Rund jeder Zehnte hat sogar große Angst. Die Liste der Ängste wird angeführt von der Angst vor ärztlichen Behandlungsfehlern, es folgen Angst vor erfolglosen Therapien, vor Ansteckung mit gefährlichen Keimen, vor starken Schmerzen und vor unangenehmen Zimmergenossen. Vieles, wovor die Befragten Angst haben, ist mir im Laufe der letzten Jahre bei den Krankenhausaufenthalten meiner Eltern begegnet. Ich schließe daraus, dass die Ängste berechtigt sind.

Trotzdem gehört meine extreme Furcht vor Krankenhäusern sicher in den phobischen Bereich. Ich kann keine Klinik betreten, ohne Angstsymptome zu entwickeln. Mir wird schon mulmig, wenn ich darüber schreibe. Ich habe viele kleine Tricks, die ab und zu sogar lindernd wirken, aber ohne medikamentöse Angstlöser wage ich mich trotzdem in kein Krankenhaus.

Ich habe Ventile für meine Angst gefunden, kann sie mir von der Seele schreiben oder zeichnen, sie verwandeln, darüber reden. Manchmal hilft mir mein Humor, der sich auch nach Krisen zuverlässig wieder einstellt. Manchmal hilft eine Tasse Tee, ein Glas kaltes Wasser oder ein großes Eis. Ich kann mich verwöhnen, mir etwas Schönes kaufen, mich in Sicherheit bringen in den Armen meines Mannes, den ich aber auf keinen Fall anstecken möchte mit meiner Verzweiflung. Angst ist leider »hochinfektiös«. Ich will die vielen Krankheitskrisen der letzten Jahre gar nicht aufzählen. Mag sein, dass mich die Schmerzen noch sensibler machen, vielleicht ist man ab einem gewissen Alter aber auch zu nah dran an diesen Problemen.

Alte Menschen haben verständlicherweise besonders häufig große Angst vor Krankenhäusern. Es kann ja auch durchaus passieren, dass sie nach schweren Erkrankungen oder längeren Krankenhausaufenthalten ihre Unabhängigkeit verlieren, zum Pflegefall werden oder ins Heim müssen. Bei ihnen ist die Gefahr, nach Operationen ein sogenanntes Durchgangssyndrom zu bekommen, besonders groß und versetzt die Angehörigen ebenfalls in Schrecken. Mein Vater leidet sehr darunter, dass ihn sein Gedächtnis nach Operationen jedes Mal im Stich lässt. Diese vorübergehenden Verwirrtheitszustände sind für alte Menschen besonders beängstigend, weil sie leicht für Zeichen von Demenz gehalten werden. Auch werden gerade betagte Patienten durch längeres Liegen rasch immobil. Sie sind dann in Gefahr, schwere

Stürze zu erleiden, die weitere Eingriffe erfordern, und fangen sich womöglich gefährliche Krankenhauskeime.

Meine Mutter bekam bei ihrem vorletzten Krankenhausaufenthalt nacheinander eine Norovirus-Infektion, eine hartnäckige Bronchitis, eine Lungenentzündung, die sie auf die Intensivstation brachte, eine schmerzhafte Entzündung der Mundschleimhaut, die dazu führte, dass sie ihr Gebiss nie mehr tragen und nur noch passierte Nahrung essen konnte, sowie eine Besiedelung mit MRSA-Keimen. Zum Schluss kam sie sich vor wie eine Aussätzige. Da sie schwerhörig war, verstand sie nicht, warum plötzlich nur noch Vermummte zu ihr kamen. Als Angehörige konnten wir fast nichts für sie tun. Meine Krankenhausphobie erreichte ungeahnte Gipfel.

Meine Mutter, die Krankenhäuser lange als sicheren Hort angesehen hatte, fürchtete sich zum Schluss noch mehr vor ihnen als ich. Mein Vater müsste dringend nachoperiert werden, läuft aber lieber mit einem offenen Fuß herum als sich dem Klinikstress erneut auszusetzen. Alte Menschen finden Untersuchungen und Eingriffe besonders belastend, erholen sich langsamer, und fühlen sich noch hilfloser als jüngere Menschen. Sie finden sich in der fremden Umgebung schwieriger zurecht, leiden oft schon im Vorfeld an Angst oder Depressionen und sind ohnehin durch ihre Altersschwächen bereits stark belastet. Viele machen sich Sorgen und leiden darunter, dass sie anderen »zur Last« fallen und nichts mehr allein können. Manche versuchen, sich wenigstens einen letzten Rest von Würde zu bewahren, indem sie ihre Inkontinenz verheimlichen und sich die Windeln in die Klinik schmuggeln lassen. Alles, was mit ihren Körperfunktionen zu tun hat, ist ihnen unendlich peinlich. Ich kann sie so gut verstehen.

Umstellung von Medikamenten und immer neue Dosierungen führen oft zu Durchfällen, die besonders im Krankenhaus eine beschämende Katastrophe sind. Viele Ältere können nur schlecht sehen oder hören, was die Kommunikation erschwert. Schwerhörige Patienten fühlen sich noch hilfloser, Ärzte und Pflegepersonal sind überfordert und reagieren irgendwann unfreundlich. Alte Menschen werden oft Untersuchungen unterzogen, die man ihnen nicht erklärt. Es kann vorkommen, dass sie stundenlang allein in einem Raum ausharren müssen, bevor man sich um sie kümmert. Für meine Eltern und betagte Verwandte waren und sind Krankenhausaufenthalte der reine Horror. Meine neunzigjährige Tante musste neulich aus der Reha-Klinik geholt werden, weil sie depressiv wurde und nichts mehr aß. Meine Mutter hat mich mit ihren nächtlichen Anrufen aus verschiedenen Krankenhäusern schier zur Verzweiflung gebracht. Was soll man tun, wenn man hundert Kilometer entfernt spät abends seine weinende Mutter am Apparat hat, die fleht: »Kind, hol mich hier raus! Ich kann nicht mehr!«? Meine früher so starke und resolute Mutter traute sich nachts nicht mal mehr, nach dem Pfleger zu klingeln. Ich musste von Köln aus anrufen und aus der Ferne für sie sprechen. Ein anderes Mal stürzte sie und erreichte nur noch das Telefon. Erst durch meinen Anruf erfuhren die Schwestern, dass sie hilflos auf dem Boden lag.

Im Krankenhaus stürzen offenbar viel mehr Senioren als Gleichaltrige zu Hause, weil Medikamente ihre Koordination beeinträchtigen, weil sie sich nachts verlaufen, die Toilette nicht finden oder ausrutschen. Auch meine Eltern sind mehrfach im Krankenhaus gestürzt. Sie hatten Hemmungen zu klingeln. Als mein Vater wegen seines diabetischen Fußes stationär behandelt wurde, legte man ihm einen Mann aufs Zimmer, dem man gerade das Bein amputiert hatte. Da konnte er sich genau ansehen, was ihm möglicherweise blühte. Meine Mutter lag mit einer verwirrten alten Dame zusammen, die nachts dauernd auf den Flur lief. Raten Sie mal, wer trotz Operation und Schmerzen auf die Frau aufpasste? Ich könnte eine Menge über die traurige Behandlung alter Menschen in Kliniken schreiben. Es sollte, es muss dringend etwas geändert werden an der Behandlung betagter Patienten. Das Problem erledigt sich nicht von selbst. Unsere Gesellschaft wird immer älter, und bald werden wir diejenigen sein, die dort liegen und uns im Klinikalltag ohne Ansprechpartner oder Bezugsperson ängstigen. Dann werden wir Selbstvertrauen und Lebensmut verlieren, uns schämen, weil wir schwerhörig sind, ins Bett machen und sabbern.

Meine Verwandten sind sicher keine Ausnahmen. Ich finde, man sollte alten Menschen in Krankenhäusern unbedingt jemanden zur Seite stellen, der sie beruhigt, ein Auge auf die möglichen Wechselwirkungen der Medikamente hat und sich um sie kümmert, doch das lässt sich aufgrund der dünnen Personaldecke natürlich kaum verwirklichen. Es gibt erste Ansätze, doch in den meisten Kliniken herrschen für alte Patienten schlimme Zustände. Als mein Vater frühmorgens in ein anderes Krankenhaus verlegt wurde und keiner von uns rechtzeitig da sein konnte, gab es auf der ganzen Station keinen, der bereit war, ihm beim Packen zu helfen. Dass er sich nur unter großen Schmerzen bewegen konnte, störte offenbar niemanden. Als Diabetiker bekam er nicht mal sein Frühstück.

Meine Angst vor dem Alter wächst, wenn ich an die vielen Leiden denke, die es im Schlepptau hat. Ich brauche mir nur meine

Mutter ins Gedächtnis zu rufen. Ihre Knochen waren genau so brüchig wie ihr Lebenswille, am Ende verbrachte sie die meiste Zeit im Bett und starrte die Decke an, schon die kurzen Wege mit dem Rollator zum WC waren eine Qual für sie. Mein Vater leidet inzwischen auch an körperlichen Wunden, die nicht heilen. Mit all den modernen Geräten werden ständig nur immer neue Krankheiten festgestellt. Sein Medikamentenkonsum ist enorm, und die Nebenwirkungen nehmen zu. Während des letzten Jahres habe ich meine Eltern in den unterschiedlichsten Krankenhäusern besucht. Mit wachsender Panik.

Ist das wirklich eine Störung? Ist meine Mischung aus Angst und Verzweiflung nicht einfach nur normal? Dass ich all diese Bilder so endlos lange mit mir herumschleppe, ist wahrscheinlich nicht normal. Oder doch? Ich habe schon vor zwei Jahren eine Patientenverfügung gemacht, in der genau festgelegt ist, was ich auf gar keinen Fall möchte. Allein im vorigen Jahr gab es acht Krankenhausaufenthalte und fünf Operationen bei meinen Eltern. Drei Wochen vor ihrem Tod wurde meine Mutter noch am Auge operiert. War das wirklich nötig? Danach ging es richtig bergab. In den Ruhepausen versuche ich, Kraft zu sammeln. Man kann so wenig tun, aber es geht offenbar vielen Menschen aus meiner Generation ähnlich. Ich habe Freundinnen, deren Eltern dement sind. Eine Erkrankung, die vielen Menschen Angst macht. Ich habe Freundinnen, deren Eltern einen Schlaganfall hatten. Einige betreuen ihre Eltern zu Hause, obwohl sie es psychisch kaum schaffen. Jeder Schritt muss geplant werden, und das Pflegegeld für Angehörige ist leider immer noch viel zu gering. Die Hauptlast der Pflege tragen vor allem die Töchter und Schwiegertöchter. Allmählich verstehe ich, warum ältere Menschen so viel über

Krankheiten und Tod reden. Diese Probleme sind irgendwann allgegenwärtig. Bis zu einem gewissen Grad kann ich damit umgehen, aber es gibt eine Grenze. Wenn sie überschritten wird, überflutet mich der Schrecken. Schade, dass man meine Stress-Energie nicht in Strom umwandeln kann. Ich könnte damit sicher mühelos einen langen Krankenhausflur erhellen.

Stätten meiner sofortigen Kapitulation sind Intensivstationen und Pflegeheime. Ich kann die Schläuche und Apparate, die Monitore mit Kurven und Spitzen, die Beatmungsmaschinen, Trachealkanülen und Drainagen kaum ertragen. Ich muss mich zwingen, mich diesen Orten auszusetzen. Oft wird den Menschen dort ja wirklich geholfen. Ich will mich auch gar nicht entziehen, denn die Kranken, die ich dort besuche, stehen mir nahe. Sie sollen nicht auch noch unter meiner Angst leiden. Also springe ich kopfüber ins Angstmeer und vertraue darauf, dass ich ans rettende Ufer schwimmen kann. Hier findet alles statt, wovor ich am meisten Angst habe. Hier liegen Menschen, die leiden und um ihr Leben kämpfen, Menschen am Ende und in großen Krisen. Hier geht es um Leben oder Tod. In der letzten Zeit musste ich meine Eltern in diesen »Vorhöllen« häufig besuchen. Mein Vater nahm seinen Krieg in jedes Krankenhaus mit. Operationen waren für ihn fast wie Hinrichtungskommandos. Auf die Frage, ob er Angst vor dem Tod habe, meinte er: »Angst ist das falsche Wort. Ich spüre nur unglaubliche Wut!« Er ist abgeschnitten von seiner Angst. Wie mag sie wohl aussehen?

Es gibt auch positive Erfahrungen. Die beiden letzten Krankenhäuser, in denen meine Eltern lagen, waren nicht ganz so erschreckend für mich. Die Kommunikation mit Ärzten und Pflegepersonal war gut, das Zimmer freundlich, anstatt der üblichen

Panik hatte ich das Gefühl, dass sie sicher aufgehoben waren und Zuwendung und Hilfe erhielten.
In einer ganz anderen »Vorhölle« lag meine Schwägerin Mone fast zwei Jahre lang im Koma. Ich wusste nie, ob sie uns hören oder sehen konnte. Nach einer Hirnmassenblutung war sie halbseitig gelähmt. Wir sahen hilflos mit an, wie ihr Körper langsam erstarrte. Ihr Zimmer war angenehm kühl im Sommer, vor dem Fenster stand eine große Kastanie, die ihre Schatten bis aufs Bett warf. Die Pflegerinnen waren nett und fürsorglich, das war der einzige Trost. Bei Mones Anblick sprang mich die Panik jedes Mal an. Ich hatte Angst vor allen Orten, an denen wir sie besuchten. Einmal war ich längere Zeit allein mit ihr und die fast vergessene Klaustrophobie kroch näher. Ich stellte mir vor, wie sie sich wohl fühlte, eingesperrt in sich selbst. Ich konnte fort, sie nicht.
Abends saß ich an meinem Schreibtisch und überlegte verzweifelt, was ich tun könnte. Der Tornado kam, und ich beschloss, ihn als das zu nutzen, was er glücklicherweise auch ist: Antriebskraft für neue, ungeahnte Bewegungen, Chance für Neuanfänge und Perspektivenwechsel: Ich begann dieses Buch zu schreiben.

Sterben und Tod

Thanatos ist das griechische Wort für Tod. Schon der Name klingt mächtig, dunkel und bedrohlich. Dieser Urangst des Menschen kann ich mich nur vorsichtig, ehrfürchtig nähern. Hier habe ich mir bisher nicht helfen können. Hier kann ich nur versuchen, mich zu trösten, mit der Natur, den Religionen, mit Bildern, Mythen und Märchen. Hier gibt es nichts zu bekämpfen, zu überwinden oder zu besiegen, das ist keine Angst, die ich mir abtrainieren kann. Sie ist real. Ich kann sie nur lindern.

Wir alle müssen damit leben, dass wir sterblich sind, und dieses Wissen lässt sich weder wegtherapieren noch mit Medikamenten behandeln. Man kann nicht mal erproben, wie es ist, zu sterben. Aber was kann man tun? Man kann Menschen fragen, die fast gestorben wären. Es gibt sie, diese Lebensrückkehrer. Ihre Antworten sind zum größten Teil tröstlich. Viele berichten von Lichttunneln, friedlichen, glücklichen Empfindungen, Lichtwesen oder Verstorbenen, die sie abholen wollten, von Lebensrückschau und vom Schweben hoch über dem eigenen Körper. Es soll sogar Berichte von Blinden geben, die nah am

Tod in der Lage waren, zu sehen und anschließend Farben und Gegenstände in ihrer Umgebung korrekt beschrieben. Wir können also vorsichtig hoffen, dass unser Gehirn am Ende unseres Daseins versuchen wird, uns den Übergang so angenehm wie möglich zu machen. Meine Mutter schwebte im vorigen Jahr in Lebensgefahr und berichtete, sie habe sich wohlgefühlt, in warmes Licht getaucht, ganz ohne Schmerzen. Meine Patentante erzählte, sie habe ihre tote Mutter gesehen, die sie umarmt und wieder zurückgeschickt habe. Mich erstaunte die Übereinstimmung mit den Schilderungen anderer Nahtoderfahrungen, denn meine Mutter und meine Tante hatten sich zuvor sicher nie mit dem Thema beschäftigt.

Sterben und Tod sind in unserer Gesellschaft genau so verbannt und tabuisiert wie Angst. Der Tod ist ein Skandal. Eigentlich dürften wir gar nicht sterben, schließlich tun wir doch alles, um den Tod abzuwenden. Viele Krankheiten gibt es nicht mehr, vor anderen können wir uns inzwischen schützen, wir haben Unmengen von Medikamenten und eine hochkomplizierte Apparatemedizin, mit der man fast jeder Krankheit zu Leibe rücken kann. Auch hier ist die Sprache martialisch: Wer stirbt, hat nicht genug gekämpft, wurde besiegt, grausam dahingerafft, heimtückisch aus dem Leben gerissen. Der Tod ist ein hassenswerter Feind. Irgendjemand muss schuld sein, wenn er uns holt. Die Ärzte haben versagt, Fehler gemacht, nicht genug getan.

Natürlich müssen Patienten vor Eingriffen über Risiken aufgeklärt und informiert werden. Für ängstliche Menschen lesen sich diese Aufklärungsbögen allerdings leider wie Todesurteile. Ähnlich geht es mir mit Beipackzetteln für Medikamente. Wenn ich die Liste der möglichen Nebenwirkungen sehe, würde ich die

Packung am liebsten wegwerfen. Ach, gäbe es doch beruhigende Gebrauchsinformationen für mich und andere Angsthasen!
Oder war vielleicht sogar der Tote selbst schuld: hat falsch gelebt, zu viel geraucht oder gegessen, zu viel oder zu wenig getrunken, war nicht rechtzeitig oder zu oft beim Arzt, hat Vorsorgeuntersuchungen verschlampt, nicht genug oder zu viel Sport getrieben? Soll das bedeuten, dass er sonst unsterblich gewesen wäre? Sind Menschen, die sterben, denn Versager? Mich ärgert immer, wenn ich lese, wie Prominente stolz berichten, sie hätten ihren Krebs besiegt. Ich finde die indirekten Schuldzuweisungen für all die »Schwachen«, die das nicht schaffen, anmaßend. Ich kannte genug Menschen, die »gekämpft« haben bis zuletzt und trotzdem starben. Aber ist der Tod wirklich eine Niederlage? Es gibt viele Wege, sich ein Gefühl der eigenen Unsterblichkeit vorzugaukeln: Man kann sein Leben bewusst aufs Spiel setzen und »den Tod herausfordern«. Man kann Berge erklimmen und in Vulkane hinabsteigen. Wenn man das überlebt, fühlt es sich an, als habe man die Furcht besiegt und den Tod gleich mit. Ein ähnliches Gefühl haben wohl auch Soldaten, die über ein Schlachtfeld laufen und nicht getroffen werden. Es fühlt sich vielleicht so an, als könne der Tod ihnen nichts anhaben. Aber ist die Furcht vor dem Sterben tatsächlich eine Störung? Ist das Wissen um Sterblichkeit nicht etwas, das uns alle verbindet, ja sogar Ursprung der Religionen? Wäre es nicht sinnvoller, einander zu trösten und Halt zu geben statt den Tod zu leugnen und zu verbannen?
Es kann nicht gut sein, wenn man diese Furcht gewaltsam fortdrückt. Sie ist so mächtig, sie wird uns auf andere Weise heimsuchen. Vielleicht sind viele Ängste und Phobien nichts weiter

als das Kaschieren dieser Urangst? Sogar Sigmund Freud hatte ein Problem mit dem Sterben. Er konnte sich seinen eigenen Tod einfach nicht vorstellen, aber gestorben ist er trotzdem. Wir alle müssen den Tod erleben und erleiden. Zuerst als Trauernde, wenn ein geliebter Mensch plötzlich fort ist und nur seine Hülle bleibt. Sterben ist für mich etwas Entsetzliches.

Ich hasse Abschiede, schon die kleinen am Bahnhof oder am Flughafen. Immer habe ich Angst, den anderen nicht wiederzusehen. Heute kann ich mit meinem Wissen und meinen Gefühlen besser umgehen, mir Kraft und Hilfe holen. Ich bin jetzt Mitte fünfzig. Von der Elterngeneration sind nur noch wenige übrig, bald wird ihr schützender Wall verschwunden sein, dann steht meine Generation vorn. Meine diffuse Kinderangst war so schlimm, weil sie keinen Kontext hatte. Ich wusste nicht, wovor ich Angst hatte. Schon mein Kinderproblem mit dem Einschlafen hatte mit dem Sterben zu tun, denn nicht von ungefähr gilt der Schlaf, der auf Griechisch Hypnos heißt, als Bruder des Todes. Ich hatte Angst, ich würde nicht mehr wach werden. Heute ist die Furcht zielgerichtet. Ich kann sie ansehen, mich mit ihr auseinandersetzen. Das ist meine Chance.

Menschen, die allzu früh in die Nähe des Todes gekommen sind, finden oft ganz von selbst zueinander. In meinem engsten Kreis gibt es mehrere Menschen mit frühen Verlusterlebnissen. Zwei meiner Freundinnen verloren als Kind einen Bruder und tragen bis heute schwer an der Trauer. Eine andere Freundin verlor mit zwanzig ihren Verlobten. Mein Mann verlor früh seine Eltern, und seine erste Frau starb mit knapp fünfzig. Unsere Kinder verloren viel zu früh ihre erste Mutter. Und der Tod kommt näher. Einige meiner Mitschülerinnen sind bereits gestorben.

Die Geburtsdaten in den Todesanzeigen sehen immer vertrauter aus. Wer älter wird, muss sich notgedrungen auf den Abschied einstellen. Die Angst, jemanden zu verlieren, den man liebt, ist sicher normal, doch sie darf das Leben nicht bestimmen. Schon immer haben Menschen sich mithilfe von Religionen und Göttern auf ihr Fortgehen vorbereitet. Die Verankerung im Glauben kann Hoffnung und Schutz sein, heute ist dieser Halt vielen Menschen abhandengekommen. Der Glaube an die Erlösung, an das Leben nach dem Tod, ist nicht mehr selbstverständlich. Die neue Freiheit birgt Einsamkeit und Unsicherheit. Wer nicht an einen Gott glauben kann, ist möglicherweise bestürzend allein. Erst wenn man sich das Nichts als Befreiung von Schmerz und Angst vorstellt, verliert die Leere einen Teil ihres Schreckens.

Obwohl wir Sterben und Tod aus unserem Leben verbannen, holen wir sie durch die Hintertüre klammheimlich wieder hinein. Den inszenierten Tod schauen wir uns im Fernsehen und im Kino dauernd freiwillig an. Wir sind süchtig nach Krimis und Thrillern. Romane aus der Sicht psychopathischer Killer oder Massenmörder sind Bestseller. Hier kann ich den Tod endlich meiden. Ich klappe das Buch zu, verlasse das Kino, schließe die Augen, schalte den Fernseher aus. Bei mir wirken Tötungsbilder nach und stören meinen Schlaf. Gewaltszenen sehe ich nur in den Nachrichten an. Ich habe über zwanzig Krimis übersetzt und lese auch gelegentlich gut geschriebene Thriller, aber nur in Maßen, denn ich muss mich schützen. Sterben ist für mich immer schrecklich, selbst wenn es nur gespielt wird. Berichte und Filme über Gewalt und Mord meide ich. Mir reicht der Vorspann, den man mir vor den Nachrichten aufzwingt. Ich will nicht zusehen, wie jemand stirbt.

Übrigens habe ich überhaupt keine Angst vor Friedhöfen, sondern empfinde sie nur als tröstliche Orte der Besinnung, der Ruhe und des Friedens. Mir gefallen die alten Bäume, die verwitterten Grabmale und die steinernen Engel, die Eichhörnchen und die wilden Katzen, die ich dort finde und gerne fotografiere. In fremden Städten schaue ich mir immer auch die Friedhöfe an und besuche die Gräber berühmter Personen, die mir wichtig sind. Für die ersten Verabredungen mit meinem Mann habe ich mir sogar den Kölner Melatenfriedhof ausgesucht und dabei zu meiner großen Erleichterung festgestellt, dass er ebenfalls eine Schwäche für malerische Friedhöfe hat. Unser drittes Rendezvous hatten wir im alten Weidener Römergrab. Friedhöfe setzen meine Angst vor dem Sterben außer Kraft. Den Menschen, die hier ruhen, kann nichts mehr geschehen. Sie haben ihren Frieden gefunden und sind in Sicherheit.

Vor diesem Kapitel hatte ich Angst und suchte lange nach tröstlichen Bildern. Viele Darstellungen vom Tod in der Kunst lehrten mich schon früh das Fürchten: Hier grinst der Tod vor allem als grässlicher Sensenmann, als abstoßendes Gerippe mit Stundenglas. Die unselige Verknüpfung von Tod mit Verdammnis und Hölle erfolgte im Spätmittelalter und wirkt leider bis in unsere Zeit nach. Die Vorstellungen von Fegefeuer, Höllenqualen und grausamen Teufeln spuken auch heute noch in unseren Köpfen herum. Wenn ich ans Sterben denke, fällt mir auch Jesus ein, der so grausam sterben musste, dass mir als Kind in den Karfreitagsandachten regelmäßig schlecht wurde. Aber Jesus überwand den Tod, und die Bilder von seiner Auferstehung zeigen ihn in gleißendes Licht getaucht. Auch Osiris kehrte ins Leben zurück, seine Knochen wurden von Isis wieder zusammengefügt. Bei Ingmar

Bergmann hat der Tod ein weiß geschminktes Gesicht unter der schwarzen Kapuze und spielt mit dem Menschen Schach um dessen Leben, in einem anderen Bergmann-Film tritt er als alte Frau ohne Gesicht auf.

Wie so oft suche ich Trost in den Märchen und Mythen. Ich empfinde und träume auf eine ganz ähnliche Weise. In den »Märchen vom Leben und Tod« ist der Tod anders dargestellt als in der uns vertrauten christlichen Tradition. Mitunter wird er als blendend schöner junger Mann beschrieben, der alle, die ihn sehen, mit Sehnsucht, aber auch mit Schrecken erfüllt. Er holt uns ins Jenseits, in die Anderswelt, ist Begleiter ins andere Leben. In einigen Märchen erscheint er schön und strahlend wie die Sonne, als Ritter, als Herrscher, als Herr der Schatten. Wir treffen ihn auch als Gevatter, als Spielmann, als Jäger, als schwarzes Männlein. In einigen französischen Märchen tritt er als Frau auf, als Tödin, denn in romanischen Sprachen ist der Tod weiblich – genau wie der Mond. Das Jenseits als Ort ist eine alte Vorstellung. Elysium und Hades, Walhalla und Hel, Himmel und Hölle heißen die Orte, in welche die Verstorbenen gelangen. Todeserlebnisse und Wanderungen ins Jenseits werden im Märchen oft verschlüsselt erzählt, etwa im Bild vom Eisberg oder vom Glasberg. In beiden ist alles Leben erstarrt, doch im Märchen gibt es Erlösung. Liebende Menschen können dorthin gelangen und die Verbannten erlösen. In vielen Kulturen gilt der Berg als Ort des Todes. Der Tod wohnt auch im Kristallschloss am anderen Ufer des Schwarzen Meeres. Der Weg dorthin ist finster, er führt durch Unwetter und erschreckende Landschaften. Oft symbolisiert Wasser die Grenze zwischen den beiden Welten. Der Sprung in die Tiefe, in den Brunnen, kann ins Jenseits führen, aber auch das Besteigen eines Baums. Märchen sprechen eine mir vertraute Sprache.

Mein ganz persönliches Lebensmärchen müsste heißen: »Von einer, die auszog, das Fürchten zu verlernen«. Und auch wenn die Heldin und ihre bleiche Schwester inzwischen schon einen langen und beschwerlichen Weg durch ihre Seelenlandschaften zurückgelegt haben, sind sie leider immer noch nicht am Ziel angelangt. Doch wir sind guten Mutes. Der wilde Wald und das Gebirge liegen bereits hinter uns, und auch das Schwarzmeer haben wir schon durchschwommen, ohne dass uns die riesigen Fische verschlungen haben.

Ohne den Tod könnten wir nicht sein. Er ist nötig, um Platz zu schaffen, um zu erlösen, um Neues möglich zu machen. Er ist der Winter, dem der Frühling folgt. In den walisischen Mythen ist der Tod ein Grauer Mann mit Augen, die glitzern wie Eis. Seine Stimme ist leise, doch die wilde Weite des Windes ist darin. Der Mensch ist das einzige Lebewesen, das weiß, dass es sterben wird. Tiere spüren es erst kurz vor ihrem Tod und auch sie empfinden dann oft große Angst. In vielen Märchen ist der Tod Freund und nicht Feind. In den Religionen sind Gott oder die Götter unsterblich. Der christliche Gott hat den Tod überwunden und fängt den Sterbenden sanft auf. Ein tröstlicher Gedanke, wenn man daran glauben kann. In Religionen und Märchen findet der Mensch Linderung seiner Angst, hier gelingt es ihm, seine Furcht vor dem Tod und dem Sterben in Symbole zu kleiden und zu bewältigen, sich zu schützen, hier kann er seinem Leben Sinn und Ziel geben. Hier gibt es Gestalten wie den Herrn der Schatten, dessen betörendes Lied »Honig der wilden Bienen« genannt wird. Die schöne Aevgrain verliebt sich in ihn, als sie ihn zum ersten Mal sieht, und ist sofort bereit, ihm überall hin zu folgen. Während ich all dies schreibe, werde ich ruhiger, bin froh, dass ich so viele tröstliche Bilder gefunden habe.

Die Furcht aber bleibt. Heute denke ich: Auch die Todesnähe gehört zu mir. Vor ihrem dunklen Hintergrund nehme ich vieles intensiver wahr. Sie schärft meine Sinne und Empfindungen und sorgt dafür, dass ich sehr bewusst lebe. Jeder Tag ist ein Geschenk, jede Umarmung kostbar, jedes Lebewesen ein Wunder. Das Glück des Augenblicks wiegt viel. In ruhigen Phasen versuche ich, Kraft zu tanken. Die Furcht vor dem Tod ist nichts Krankhaftes, solange sie das Leben nicht gänzlich verdunkelt.

In letzter Zeit habe ich den Tod wieder aus nächster Nähe erlebt. Während der Arbeit an diesem Buch starb meine Mutter. Schon als Kind hatte ich namenlose Angst, sie zu verlieren. Bei unserem letzten Treffen haben wir uns voneinander verabschiedet. Wir spürten beide, dass wir uns nicht wiedersehen würden. Meine Mutter, die jahrelang mit Gott haderte, weil er ihr keinen guten Tod schenken wollte, starb sanft im Schlaf.

Man weiß vorher nie, wie man in derartigen Extremsituationen reagieren wird. Ich brach nicht etwa zusammen, sondern war nicht nur äußerlich, sondern auch innerlich gefasst und ruhig. Mich hat getröstet, dass ich noch so viel tun konnte. Wir haben das Abschiedsfest meiner Mutter liebevoll gestaltet, haben schöne Fotos und Texte für die Anzeige und den Gedenkzettel ausgesucht, ihr Schutzamulette, Briefe, das weiche Kopfkissen und ihre Lieblingsdecke mitgegeben. Es tat weh, sie tot zu sehen, und doch war ich dankbar, dass ihr Leiden vorbei war. Die Schmerzen waren für sie unerträglich geworden. Der Tod kam nicht als ihr

Feind. Wenige Tage später starb meine Schwägerin. Auch ihre Qual ist nun zu Ende. Beide sind in Sicherheit, auf der anderen Seite, was immer uns dort erwarten mag. Vor dem Tod habe ich seitdem weniger Angst. Meine Furcht vor Siechtum, Schmerzen und Sterben bleibt. Wenn ich wüsste, dass man mir Schmerzen und Angst nehmen oder beides zumindest minimieren würde, wäre es leichter.

Es gibt übrigens noch einen tröstlichen Tod in unserer Familie: Der Großvater meines Mannes starb während des Silvester-Gottesdienstes. Er saß friedlich auf seinem Platz, das aufgeschlagene Gesangbuch auf den Knien. So sollte es sein, an einem Ort, den man liebt. Auf der Gartenbank, unter einem alten Baum oder sanft im Schlaf.

Kobolde und Sorgenketten

In Deutschland leiden momentan schätzungsweise drei Millionen Menschen an einer Generalisierten Angststörung. Menschen mit dieser Störung haben unangenehme Angstanfälle und Angstphasen, aber nicht immer schwere Panikanfälle. Vor allem aber haben sie viele und unkontrollierbare Sorgen. Menschen mit einer Generalisierten Angststörung haben Angst vor der Zukunft. Die Sorgen können sich um kleinere Probleme drehen – »Kriege ich morgen den Zug?« –, aber auch um große: »Habe ich Magenkrebs?« –, bis man am Ende in einem richtigen Sorgenkäfig sitzt. Die Angst- und Sorgenschübe werden oft durch Lebenskrisen, Erkrankungen oder einschneidende Erlebnisse ausgelöst und verselbstständigen sich manchmal so sehr, dass man nicht mehr aufhören kann, sich zu sorgen. Panikanfälle dagegen »überfallen« einen meist plötzlich und unvorhersehbar. Das kann sogar in Ruhephasen geschehen. Wenn man entspannt im Bett liegt, ist das Erleiden einer Panikattacke besonders beunruhigend. Sie können sogar im Schlaf »einschlagen«. Auch starke Schmerzen und phobische Ängste können in Panikanfälle münden.

Als ich in den 1980er-Jahren psychiatrische Fachbücher übersetzte, hieß die anhaltende Angst, die mir schon damals irgendwie bekannt vorkam und deren Grund man nicht benennen kann, noch »Frei Flottierende Angst«. Die Symptome wurden eher vage beschrieben. Damals hatte man die wichtige Bedeutung der Sorgen und ängstlichen Negativ-Erwartungen noch nicht erkannt. Die Generalisierte Angststörung ist im Gegensatz zur dramatischen Panikstörung und den Phobien eher unauffällig, da kein eindeutiges Objekt für die diffuse Angst vorliegt. Daher ist sie auch schwierig zu identifizieren. Wahrscheinlich ist vielen »Sorgenopfern« gar nicht bewusst, dass sie an einer Angststörung leiden. Beim Arzt klagen sie darüber, dass sie unruhig sind, nicht abschalten können, keine Ruhe finden. Sie halten ihre körperlichen Beschwerden, ihre Erschöpfung, die Verspannungen, die Schlafstörungen oder ihre Konzentrationsstörungen für das Problem und bemerken die eigentliche Wurzel des Übels nicht. Erst seit man die unkontrollierbaren Sorgen in den Mittelpunkt gestellt hat, gibt es gute Behandlungsansätze. Ich persönlich empfand die Diagnose als befreiend: Jetzt konnte ich endlich etwas unternehmen und das Problem direkt angehen.

Obwohl die GAS eine häufige Störung ist, kommen ihre Opfer meist sehr spät in psychotherapeutische Behandlung. Die erste Anlaufstelle ist wegen der körperlichen Symptome nicht selten der Hausarzt, der das Problem hinter den Beschwerden kaum erkennen kann. Möglicherweise wissen viele Ärzte auch noch nicht genug über diese Störung. Inzwischen ist die Generalisierte Angststörung Thema vieler Ratgeber, die oft nützliche Arbeitsblätter zum Problemlösungstraining, Tests und Fragebögen zur Abgrenzung von anderen Angststörungen sowie Anleitungen zum

Anlegen eines Sorgentagebuchs und zur Erstellung der persönlichen Angsthierarchie enthalten. Die Generalisierte Angststörung ist gekennzeichnet durch eine starke psychische und auch körperliche Anspannung, einen ständig erhöhten und überaus leicht zu aktivierenden Angstpegel und durch ausuferndes, unkontrollierbares Sorgen und exzessives Grübeln. Die Sorgen sind meist ängstliche Erwartungen, die sich auf ein mögliches unangenehmes Ereignis beziehen, bei dem ein schlechter Ausgang befürchtet wird. Inhaltlich sorgen sich Menschen mit Generalisierter Angststörung um dieselben Dinge wie Gesunde, und viele ihrer Sorgen sind daher durchaus realistisch. Abweichend ist allerdings das Ausmaß der Sorgen und die gefühlte Beeinträchtigung. Oft verläuft die Störung chronisch und wird zum belastenden Dauerzustand, der das ganze Leben überschattet. Menschen mit Generalisierter Angststörung haben häufig mehr Angst vor imaginierten als vor realen Situationen. Auch wenn sie sich für den Betroffenen so anfühlt, ist die Generalisierte Angststörung nicht Teil der Persönlichkeit, sondern eine Störung, die sich behandeln lässt und, wenn sie nicht schon zu lange besteht, auch wieder verschwinden kann. In meiner Familie gab es gleich mehrere exzessive Sorgerinnen, ausufernde Sorgen waren daher für mich lange völlig normal. Heute gibt es viele Methoden, mit denen man falsche Denkmuster und erlernte Gewohnheiten erkennen, anders oder neu bewerten und beeinflussen kann. Diese Umdeutungen nennt man »Reframing«.

Sogar Bücher können eine umfassende Neuorientierung bewirken: Nachdem ich ein Buch über Hochsensibilität gelesen hatte, war ich ein anderer Mensch. Endlich gab es eine positive Erklärung für all die Dinge, die ich bei mir immer nur als Problem wahrgenommen hatte. Die Ratgeber über Generalisierte Angststörung hatten eine ähnliche Wirkung. Endlich verstand ich, was mich da unbemerkt so lange geplagt hatte. Auch Humor verändert den Blickwinkel, wie ich immer wieder feststelle. Kein Mensch muss seine Tage und Nächte mit quälenden Sorgenketten verbringen. Sorge ist nicht dasselbe wie Fürsorge oder gar Liebe, auch wenn es sich so anfühlt. Exzessives Grübeln bringt überhaupt nichts, es bringt einen nur um den Schlaf. Als langjährige Nacht-Grüblerin war ich beeindruckt, wie leicht sich die Sorgenkobolde überlisten ließen, als ich sie endlich erkannte und besser verstand. Es ist ein wunderbares Gefühl, den Kopf wieder frei für »richtige« Gedanken zu haben. Heute gibt es zahlreiche Hilfsmöglichkeiten für Menschen mit Generalisierter Angststörung.

Wer an einer leichteren Form leidet und sich zutraut, die Konfrontation mit seinen Sorgen und Ängsten selbst in die Hand zu nehmen, findet im Literaturverzeichnis einige Ratgeber, in denen die verschiedenen Strategien gut erklärt sind. Bei besonders hartnäckigen und belastenden Sorgen geht man die Probleme wohl besser im Rahmen einer Therapie an. Jeder Mensch hat eigene Ängste und Lebensumstände, auf die ein erfahrener Therapeut natürlich besser eingehen kann als ein Buchautor. Heute rückt man den Sorgen vor allem mithilfe der Kognitiven Verhaltenstherapie zu Leibe. Dabei werden individuelle »Kognitionen«, das sind Einstellungen, Überzeugungen, Gedanken und Bewertungen, genau betrachtet. Schädliche Verhaltensmuster werden aufgebrochen, negative Überzeugungen, Verhaltensweisen und Reaktionen verändert und negative Gedanken durch sachlichere, gesündere Vorstellungen ersetzt. Die »Selbsttherapie« ist nicht ganz einfach, weil man leicht in Versuchung kommt, vorzeitig aufzugeben, und damit hartnäckige Muster nur wieder verstärkt, aber sie ist möglich: Ich bin meine Sorgenketten hauptsächlich mithilfe von Ratgebern losgeworden.

Die »Sorgenkobolde« entdeckte ich ganz zufällig. Als ich meinem Mann von dem russischen Sprichwort »Die Angst hat große Augen« erzählte, zeigte er mir die Illustration eines alten ukrainischen Märchens, die ihn als Kind sehr verstört hatte: Ein bedrückt aussehender Mann sitzt auf einer Bank und starrt auf den Boden. Überall im Zimmer wuseln winzige Wesen mit riesigen kohlschwarzen Augen herum. Sie hocken auf und unter allen Möbeln, auf dem Fenstersims und in sämtlichen Ecken. Sie haben kahle weiße Köpfe, einige tragen Mützen. Sie erinnern an Aliens, aber auch an Totenköpfe. Das Märchen heißt »Die Sorgenkobolde« und beginnt so:

Wehe dem Menschen, bei dem sich die Sorgenkobolde eingenistet haben! Er mag beginnen, was er will, das Elend weicht nicht mehr von ihm, solange die bösen Geister in seinem Hause weilen. Und nur, wenn es ihm gelingt, sie durch eine List von seiner Schwelle zu scheuchen, kann er sich des Lebens wieder freuen. In einem Dorfe lebte einst ein Bauer, der war fleißig und arbeitsam, doch was er auch anfing und wie er sich auch mühte, nichts wollte ihm glücken und wie ein Fisch im Netze zappelt und nicht herauskann, so konnte auch er aus seinen Sorgen nicht heraus. Einst dachte er wieder darüber nach, woher es denn komme, dass ihm alles misslang, und schließlich fragte er laut: »Sollten sich die Sorgenkobolde vielleicht hier eingeschlichen haben?« Da ertönte sofort die Antwort: »Freilich sind wir da, und solange wir da sind, wird dir all deine Plage und Mühe nichts nützen und du wirst es zu nichts bringen.« Der Bauer war nicht dumm und wendete die Sache in seinem Kopfe hin und her und schließlich fragte er: »Sind viele von euch hier?« »Oh, sehr viele«, antwortete dieselbe Stimme. »Warum sieht man euch denn nicht?«, fragte wieder der Bauer. »Wir sind so klein, dass uns kein menschliches Auge wahrnehmen kann«, lautete die Antwort. »Wo steckt ihr eigentlich?«, fragte der Bauer. »Oh, wir sind überall, in Laden und Schränken, in Fugen und Spalten, überall. Nichts ist so klein, dass wir nicht hineinschlüpfen könnten«, ertönte wieder die unsichtbare Stimme. Indes hatte der Bauer Lust bekommen, eine Prise Schnupftabak zu nehmen. Er zog seinen Tabaksbeutel aus der Tasche, öffnete ihn und fragte dann: »Könnt ihr auch hier hinein schlüpfen?« »Oh, da ist reichlich Platz für uns«, antworteten die Kobolde und sogleich darauf drangen aus dem Beutel die Worte: »Wir sind schon hier drinnen.« Da zog der Bauer, so schnell er nur konnte, den Beutel zu und die Sorgenkobolde waren gefangen. Dann lief er mit seinem Fang eilig in die Mühle und legte den Beutel unter den Mühlstein. Und von Stund an ging alles gut bei ihm.

Es geht nach dem Muster von »Goldmarie und Pechmarie« weiter. Ein missgünstiger reicher Bauer will wissen, was es mit dem Glück auf sich hat. Nachdem er es erfahren hat, eilt er zum Versteck und lässt die Kobolde frei, woraufhin sie sofort bei ihm einziehen. Jetzt wird er von Pech verfolgt! Der kluge Umgang mit den Sorgenkobolden lässt sich wunderbar auf den Umgang mit Sorgenketten übertragen: Man spürt ihre Gegenwart, sie plagen einen Tag und Nacht, doch da man sie nicht sieht, weiß man nicht, womit man es zu tun hat. Erst wenn man das Problem erkennt und aktiv angeht, kann man den Teufelskreis durchbrechen.

Auch bei mir kam der Wendepunkt erst mit der Diagnose. Ich las Ratgeber über die Störung, sprach mit meiner Therapeutin ausführlich darüber und stellte mir die erlösende Frage: »Sind das Sorgenketten, mit denen ich mich seit Jahren herumschlage?« Tatsächlich trafen die Beschreibungen genau auf meine nächtlichen Störenfriede zu: Es waren Sorgenketten. Es gab also einen Namen für meine diffusen Beschwerden. Ein altes Märchenmotiv: Wer den Namen weiß, wird mit den dämonischen Wesen fertig und kann sie überlisten. Wer weiß, was ihn plagt, kann sich Hilfe holen, darüber sprechen, das Problem ansprechen und damit auch angehen. Resignation und Verzweiflung lassen nach, man erwacht aus der Erstarrung.

Ich hatte mich längst damit abgefunden, nachts stundenlang wach zu liegen und zu »grübeln«. Meine Mutter machte es ja genauso! Das hatte ich »geerbt«, also konnte ich auch nichts daran ändern, davon war ich überzeugt. Ich spürte vor allem die Körpersymptome, das Herzrasen, die Unruhe. Ich konnte zwar mit meinen anderen Ängsten ganz gut umgehen, doch in Krisensituationen und bei Überlastung schlugen die Sorgen zu.
Von nun an passte ich auf: Mein Kopf war vor allem nachts voller Sorgen, es waren unglaublich viele, und sie waren überall. Morgens ließ ich dann meine negativen Gedanken und Gefühle Revue passieren, schrieb sie auf, fand heraus, aus welchen Bereichen sie stammten, erkannte ihre Muster und wie sie funktionierten. Ich besorgte mir weitere Bücher über Generalisierte Angststörung, machte mich richtig schlau und ging sie beherzt an. Heute bin ich sie los. Es ist ein gutes Gefühl, die früher sinnlos vergrübelte Zeit entweder zu verschlafen oder positiv zu nutzen. Wenn ich jetzt nicht schlafen kann, entwerfe ich Briefe, plane das Rosen-

beet, lese oder lasse Ideen für Geschichten reifen. Notfalls picke ich die dickste Sorge heraus und denke sie mit allen Lösungsmöglichkeiten knallhart zu Ende. Aber meist verschiebe ich die Beschäftigung mit den Sorgen auf den nächsten Tag, wenn mein Kopf klarer und ausgeruhter ist.

Den Umgang mit Sorgenkobolden und Sorgenketten kann man lernen, es ist nicht mal besonders schwer. Nur am Anfang, wenn man merkt, wie viele sie sind, und spürt, wie sie sich mit all ihren Tricks wehren, bekommt man einen Schreck. Die Sorgen sind wie gesagt häufig durchaus realistisch, aber die negativen Bewertungen und Erwartungen sowie die ausufernde Zeit, die man damit verschwendet, sind nicht normal. Die gesteigerte Angstbereitschaft, die in ihrer Stärke durchaus schwanken kann und im Hintergrund ständig nach Alarmsignalen sucht, einen in Anspannung versetzt und sofort hochschnellt, wenn sie »Gefahr« wittert, war mir vertraut und sogar bewusst, doch die Sorgen waren mir bisher nie aufgefallen.

Manchmal führen einschneidende Veränderungen oder Lebenskrisen dazu, dass plötzlich alles aus dem Ruder läuft und das empfindliche Gleichgewicht gestört wird. Während der Wechseljahre fühlte ich mich wieder genauso rastlos und unruhig wie in meinen schlimmsten Angstzeiten. Auf die hormonellen Schwankungen reagierte ich offenbar mit Ängsten. Wer ohnehin zu Sorgen neigt, klinkt bei Dauerbelastung oder Reizüberflutung möglicherweise total aus. Bei mir kamen mehrere Faktoren zusammen: die heftigen Wechseljahrsbeschwerden, die Gelenkschmerzen und die desolate Situation meiner Eltern. Meine Mutter wurde innerhalb kurzer Zeit pflegebedürftig und depressiv, mein Vater war ebenfalls krank und völlig überfordert. Ich hatte nur noch Angst vor der Zukunft. Als ich las, dass Menschen mit Generalisierter Angststörung sich häufig zwischen sechs bis acht Stunden am Tag sorgen, dachte ich sofort an meine Mutter. Sie sorgte sich zum Schluss rund um die Uhr. Nachts schlief sie kaum noch vor »Sinnieren«. Sie grübelte über alles und jedes und fand sofort neue Sorgen, wenn man versuchte, ihr beim Problemlösen zu helfen. Sie war immer eine Sorgerin. Schon in meiner Kindheit saß sie morgens wie gerädert am Frühstückstisch. Naturgemäß hatte sie im hohen Alter kaum noch Ablenkung, es gab nichts, das ihr Freude machte, und sie litt schrecklich unter Langeweile.

Ihre Themen wechselten, die Sorgen stammten aber fast immer aus den Problembereichen Gesundheit, finanzielle Absicherung, Familie, häusliche Situation. Sie war stets auf das Schlimmste gefasst und konnte sich trotz ihrer Medikamente nicht entspannen. Seit Jahrzehnten war jedes Jahr ihr letztes, jede Krankheit lebensbedrohlich. Wenn alles überstanden war, bedeutete dies nur, dass es beim nächsten Mal ganz sicher schiefgehen würde. Abgespeichert wurde nur das Negative, die Zukunft brachte nur Katastrophen. Früher machte sie sich Sorgen um Mann, Kinder, Verwandte, Nachbarn, die Rente, drohende Unfälle und das Alter. Mit zunehmendem Alter kreisten ihre Sorgen fast ausschließlich um ihre Gesundheit und die meines Vaters. Ihre »Für-Sorgen« haben mich sehr geprägt.

Obwohl meine Eltern zum Schluss gut versorgt wurden und damit viele Probleme gelöst waren, drehte sich das mütterliche Sorgenkarussell unaufhörlich weiter. Jetzt sorgte sie sich um ihre Beerdigung und die Grabpflege. Sie quälte sich mit Gedanken darüber, was aus ihren Möbeln und dem Haus werden würde.

Sie fürchtete sogar, wir könnten sie gegen ihren Willen verbrennen lassen. Mit derartigen dunklen Gedanken beschäftigte sie sich jede Nacht. Immer musste sie sich rückversichern, dass wir auch alles richtig machen würden. Nur durch exzessive Planung schaffte sie es ab und zu, ihre Ängste einigermaßen zu kontrollieren. Ihre Sorgenketten sahen ungefähr so aus: »Wie lange reicht das Geld noch? Nimmt man uns das Haus weg? Was, wenn hier jemand einbricht? Steckt ihr mich ins Heim? Streicht man mir das Pflegegeld? Ob ich wieder falle, wenn ich aufstehe? Muss ich wieder ins Krankenhaus? Wie bringe ich bloß dic Feiertage hinter mich, ich kann doch nicht mehr aufstehen und kochen!« Wir versicherten ihr, dass wir das gar nicht erwarteten, doch sie quälte sich weiter. War ein Fest vorbei, drohte das nächste. Alles machte ihr Stress. Eigentlich hätte sie entspannt auf ihr Leben zurückblicken können, doch die Phasen, in denen es ihr leidlich gut ging, verbrachte sie nur mit Katastrophisieren. Wenn wir versuchten, sie zu beruhigen, wurde sie ungehalten und fühlte sich unverstanden. Ihre Sorgen hatten sich völlig verselbstständigt. Nur eins beruhigte sie noch: Wenn alles am richtigen Platz war. Jedes Fläschchen und Kärtchen musste genau da sein, wo es immer gewesen war, sonst geriet sie in Panik.

Bei meiner Mutter sah ich die Sorgenkarawanen, bei mir selbst nicht, dabei schwebte auch über mir nachts das Damoklesschwert zukünftigen Unheils. Ich hätte nicht gedacht, dass man eine derart frühe Prägung aus eigener Kraft relativ schnell würde »neutralisieren« können, doch es klappte. Seit ich meine Denk- und Bewertungsmuster kenne, merke ich sofort, wenn sich die Sorgen wieder breitmachen, und nehme ihnen den Wind aus den Segeln. Die Wahrnehmung und Neubewertung dieser Muster war Erste Hilfe auf der Ebene des Denkens. Auf symbolischer und emotionaler Ebene halfen mir das Märchen von den Sorgenkobolden und die Einrichtung eines »inneren Vorzimmers«. Auf kreativer Ebene half mir das Schreiben. Es gibt viele Wege heraus aus den Sorgen. Mir tut es gut, wenn ich auf mehreren Ebenen aktiv werde. Ich möchte Veränderungen nicht nur verstehen, sondern auch empfinden. Als ich anfing, die Muster meiner Sorgenketten zu verstehen, konnte ich bald zwischen wichtigen und unwichtigen Sorgen unterscheiden, statt alle gleich wichtig zu nehmen. Ich ordnete sie verschiedenen Bereichen zu, machte mir eine Sorgenhierarchie und überlegte, welche Probleme sich lösen ließen und welche nicht. Ich kann die Sorgen jetzt gut auf den nächsten Morgen vertagen, und damit ist schon viel gewonnen. Einige Sorgen sind ohnehin nur Scheinsorgen, die kein Mensch lösen kann. Eine meiner typischen Sorgenketten sah in etwa so aus:

Es ist ein ganz normaler Abend. Eigentlich bin ich müde, lösche das Licht und kuschele mich in die Kissen. Am nächsten Morgen will ich einen Verlag anrufen, um mein Buchprojekt anzubieten. Am Fußende liegen zwei meiner vier Katzen. Zunächst fließen die Gedanken gleichmäßig, werden aber bald zu einer unkontrollierbaren Sorgenkaskade. Schon der erste Satz öffnet den Sorgenkobolden Tür und Tor:

»Hoffentlich kann ich schlafen! Vorige Nacht hab ich auch schlecht geschlafen. Bestimmt kann ich mich wieder nicht entspannen. Wo ist eigentlich Ben? Vielleicht ist er krank? Er ist so dünn in letzter Zeit. Oder irgendwo eingesperrt? Soll ich aufstehen und nachsehen? Dann muss ich mit den wehen Knien die Treppe runter. Bestimmt muss ich bald neue Kniegelenke haben.

Wo mag Elaine sein? Was soll bloß werden, wenn wir in Urlaub fahren? Dann wird sie dauernd gemobbt, und niemand hilft ihr. Vielleicht ist sie im Keller? Soll ich nicht doch aufstehen?« Ich mache eine falsche Bewegung, mein linkes Knie tut weh. »Die kaputten Gelenke habe ich geerbt. Meine Eltern können sich ja kaum noch bewegen vor Schmerzen. Oh Gott, ich hab sie gestern gar nicht angerufen! Papa klang Sonntag so deprimiert. Hoffentlich ist nichts passiert! Vielleicht ist er wieder gefallen? Ihm tat doch der Fuß so weh. Ob das wirklich vom Zucker kommt? Vielleicht hat er ja wieder Krebs? Oder kriegt einen Schlaganfall? Bestimmt krieg ich das auch alles mal! Sie haben ja beide Diabetes und hohen Blutdruck! Ich muss unbedingt einen Zuckertest machen. Mit Diabetes kann man ja kaum noch was essen und muss dauernd Insulin spritzen. Dazu noch die Kniearthrose! Was, wenn die Schmerztabletten nun nicht mehr helfen? Die sollen einem ja den Magen wegfressen. Früher oder später sind bestimmt alle Organe kaputt. Ob ich schon bald neue Kniegelenke brauche? Und wenn alles schiefläuft? Frau Rips musste dreimal nachoperiert werden, weil sich ihr Knie infiziert hatte. Dabei hat sie bloß eine Arthroskopie machen lassen. Bei mir sind es beide Knie! Da kann man ja noch nicht mal aufstehen nach der Operation! Papas offener Fuß ist auch schlimmer geworden. Wenn Keime eindringen, bilden sich bestimmt Nekrosen. Dann amputieren die ihm den Fuß! Das erträgt er nicht! Was soll bloß aus den beiden werden? Allein werden sie nicht fertig, aber ich kann sie doch nicht nach Köln holen. Was mach ich, wenn wirklich was passiert? Ich muss morgen früh sofort anrufen! Ach, der Verlag! Die wimmeln mich bestimmt nur wieder ab. Für das Buch finde ich nie einen Verlag. Das hat alles keinen Sinn. Ich werde nie Erfolg haben. Vielleicht ist das, was ich schreibe, ja alles schlecht?« Mein Herzklopfen nimmt zu, ich mache wieder eine falsche Bewegung, jetzt schmerzt das rechte Knie. »Das geht morgen bestimmt schief. Das Mammografie-Ergebnis müsste auch längst da sein. Bestimmt haben die was gefunden!« Ich werde noch unruhiger, mein Herz rast. »Bei Gertrud war das ja auch so. Die muss jetzt Chemotherapie machen. Was tu ich nur, wenn es diesmal wirklich was Schlimmes ist?«

Auf Unbeteiligte mag die Sorgenkette lächerlich wirken, für mich war sie das leider nicht. Mehrere Dinge fallen mir auf: Ich kann die Sorgenkette zunächst weder aufschreiben noch lesen, ohne dabei Angstgefühle und unangenehme Körpersymptome zu entwickeln. Erst nach mehrmaligem Lesen werde ich ruhiger. Die Sorgen beziehen sich vor allem auf aktuelle Probleme, meine Gesundheit, meine kranken Eltern, die Katzen und die Arbeit. Alle Gedanken werden wie ein Mantel immer nur kurz an einen Sorgenhaken gehängt, schnell wieder abgenommen und an den nächsten gehängt. Sie bewegen sich im Kreis, kehren immer wieder zu denselben Ausgangspunkten zurück. Eine Sorge ersetzt die andere, für keine gibt es eine Lösung, Unruhe und körperliche Symptome nehmen zu, bis man zum Schluss fix und fertig ist.

Obwohl die Probleme nur angetippt werden, rege ich mich unverhältnismäßig stark auf. Je mehr ich sie zu kontrollieren versuche, desto schlimmer werden sie. Die Sorgen sind zwar alle auf die Zukunft gerichtet, nehmen aber auch Misserfolge der Vergangenheit auf. Noch nicht eingetretene Katastrophen werden vorweggenommen, aber nicht zu Ende gedacht. Zaghafte Versuche, mich zu beruhigen, werden sofort entkräftet. Ich habe das Bedürfnis nach Rückversicherung. Vielleicht hatten die zahlreichen Kontrollanrufe meiner Mutter, die mich immer so genervt haben, ja denselben Grund? Vielleicht hat sie sich nachts Sorgen gemacht und wollte hören, ob alles in Ordnung war? Ich merke am eigenen Leib, dass meine Sorgen zu körperlichen Reaktionen führen, die wiederum die Angst verstärken, was die Körpersymptome weiter verstärkt. Ein Teufelskreis! Ich kann die Sorgen nicht stoppen. Was kann ich tun? Es tut mir gut, dass ich endlich aktiv werde, es gibt mir ein Gefühl der Zuversicht. Vielleicht kann ich einfach an den positiven Ansatzpunkten weitermachen und andere, positive Muster ausprobieren? Ich könnte mir zum Beispiel vorstellen, wie ich das Telefonat mit dem Verlag erfolgreich führe, mir ausmalen, was passiert, wenn das Buch angenommen wird. Positive Vorwegnahmen sind nicht verboten, und Selbstzweifel bringen nichts! Wenn mir eine Freundin gegenübersäße und derart an sich zweifeln würde, würde ich ihr Mut machen und sie aufbauen. Warum tue ich das nicht auch bei mir? Warum bin ich so negativ, wenn ich mich selbst bewerte? Ich könnte mir doch vergangene Erfolge vor Augen führen und mich daran freuen. Gut besuchte Lesungen, das schöne Gefühl, entspannt dazusitzen und zu signieren, Fanpost zu bekommen, positive Kritiken zu lesen? Mich daran erinnern, wie erleichtert ich nach den »Auftritten« war, wie stolz auf mich, dass alles so gut geklappt hatte? Was zum Teufel hindert mich daran? Warum sehe ich so schwarz und erwarte von der Zukunft nur das Negative?

Eine weitere Erkenntnis, die mich sehr beruhigt: Eigentlich passiert mir ja nichts Schlimmes, während ich mir all diese Sorgen mache. Ich liege sicher und geborgen in meinem Bett. Keiner lässt mich abblitzen, operiert meine Knie, macht meine Bücher nieder, und sterben muss ich auch nicht. Kein Grund, sich so aufzuregen. Ich selbst bin es, die diese Bedrohungen heraufbeschwört. Ich kann genauso gut versuchen, meine Wahrnehmung auf andere Ereignisse zu konzentrieren. Ich muss es nur lernen und üben. Diese Sorgen sind eine Störung. Ich kann sie loswerden. Ich sollte meinen Umgang mit Stress verbessern. Schließlich gibt es auch positiven Stress, Eu-Stress. Mein Mann wählt für vieles, das ich stressig finde, ein ganz anderes Wort: spannend. Er bewertet neutraler, ist neugierig auf Neues, sieht es als Herausforderung. Und im Nachhinein erinnert er mehr das Schöne als das Schlechte. Vielleicht sollte ich das auch mal versuchen? Andere Akzente setzen? Anders bewerten und abspeichern?

Man soll seine Sorgen möglichst detailliert zu Ende denken, habe ich in den Büchern über Generalisierte Angststörung gelesen. Das funktioniert angeblich sogar bei den schlimmsten Sorgen. Damit kann man sie realistisch einordnen und auch entschärfen. Vielleicht klappt das ja auch bei mir? Ich will es an einem Beispiel üben. Nehmen wir das Telefonat beim Verlag. Zuerst die negative Version. Ich stelle mir meinen Misserfolg in allen Einzelheiten vor:

Ich bin so aufgeregt, dass ich morgens nichts essen kann, gehe mit der Teetasse in mein Arbeitszimmer und setze mich an den Schreibtisch. Mein Körper ist verspannt, mir ist heiß, ich schwitze, mein Hals ist trocken. Ich nehme den Hörer in die Hand, erwarte schon im Voraus, dass ich mich verhaspele. Mir wird noch heißer, als sich die Lektorin meldet. Frau Verlag klingt unfreundlich, ich erkläre umständlich, dass ich ein Buch über Angst geschrieben habe, und frage, ob sie sich vielleicht dafür interessiert. Sie lässt mich eiskalt abblitzen: »Nein, wenn es kein Ratgeber ist, dann passt es nicht ins Verlagsprogramm.« »Möchten Sie denn nicht wenigstens einen Blick in mein Manuskript werfen?«, frage ich stotternd. »Nein«, sagt sie. »Das kann ich Ihnen auch so sagen: Ihr Buch passt nicht zu uns. Das ist Betroffenenliteratur, und wir sind ein Fachverlag.« Ich versuche, sie doch noch neugierig auf mein Projekt zu machen, was sie leider falsch versteht. Sie findet mich penetrant und gibt mir das Gefühl, dass ich ihr die Zeit stehle, ich höre, wie sie ungeduldig schnauft. Zum Schluss sagt sie energisch: »Tut mir leid, aber Ihr Buch ist wirklich nichts für uns!« Ich fühle mich schlecht. Bin enttäuscht. Mein Herz klopft mir bis zum Hals. Ich habe versagt. All die Arbeit für nichts. Jetzt dauert es wieder Wochen, bis ich es noch mal versuche. Noch jemand hat zugehört, die Kollegin, mit der Frau Verlag das Zimmer teilt. Jetzt sagt Frau Verlag zu ihr: »Da hat mich doch grade eine Spinnerin angerufen, die uns ein Buch über Angst andrehen wollte.« Die beiden schütteln den Kopf und wenden sich wieder ihren Büchern zu. Dann vergessen sie mich. Ich bin unwichtig, meine Demütigung spielt keine Rolle. Ich bin mindestens zwanzig Minuten lang am Boden zerstört. Ende der Vorstellung. Hier setzt erstmals meine Vernunft ein: Hat das verpatzte Telefonat Konsequenzen für mein Privatleben? Eigentlich nicht! Was wird passieren? Mein Mann merkt, dass ich bedrückt bin, und fragt, was los ist. Ich druckse herum, dann erzähle ich ihm alles. Dabei bin ich aufgeregt und schäme mich. Ich hab alles versiebt. Er tröstet mich: »Beim nächsten Mal klappt es bestimmt, sei nicht traurig!« Er glaubt an meine Bücher und liebt mich trotzdem. Ich atme tief durch, versuche, meinen Kopf zu kühlen und die Enttäuschung abzuschütteln, gehe in die Küche und mache mir zum Trost frischen Tee.

Geht es noch positiver? Okay, der Anruf ist schiefgelaufen, aber deshalb gebe ich noch lange nicht auf. Für heute habe ich genug, eine Niederlage am Tag reicht mir, aber ich überlege schon, wen ich anrufe, sobald sich mein Selbstwertgefühl erholt hat. Richtig Schlimmes kann nicht passieren bei dem gefürchteten Telefonat. Ist das wirklich so furchtbar, dass ich mir deswegen die Nacht um die Ohren schlage? Mein Buch wird seinen Weg schon finden, da bin ich ganz sicher. Zum Schluss stelle ich mir das Ganze noch mal richtig positiv vor:

Ich frühstücke, esse Toast mit Orangenmarmelade, nehme meine Teetasse und setze mich an den Schreibtisch. Ich lege meine Lieblingsmusik auf, atme tief durch, mache mir ein paar Notizen, die ich mir auf den Schreibtisch lege, wähle die Nummer des Verlags, Frau Verlag meldet sich, ich spreche ruhig und klar, ohne mich zu verhaspeln, und stelle mein Projekt vor. Zuerst bin ich ein bisschen nervös, werde aber zunehmend sicherer. Frau Verlag hört aufmerksam zu und bittet mich, das Manuskript so bald wie möglich zu schicken. Sie will es unbedingt bei der nächsten Verlagskonferenz vorstellen und sich danach bei mir melden. In einer Woche! Wir verabschieden uns freundlich voneinander. Ich bin stolz auf mich. Danach erzählt sie ihrer Kollegin, dass eine Schriftstellerin mit einem ungewöhnlichen Buchvorschlag angerufen hat. Ein Buch über Angst. Die Kollegin sagt, dass sie sich das Manuskript auch gern ansehen möchte, und die beiden unterhalten sich kurz über Angst. Frau Verlag gesteht, dass sie als Kind ein richtiger Angsthase war. »Ich wette, das Buch wird ein Erfolg«, sagt die Kollegin, »wenn man bedenkt, wie viele Leute sich heute mit Angstproblemen herumschlagen. Ein Buch aus der Betroffenenperspektive ist immerhin was ganz Neues.« Dann wenden sich die beiden den anderen Büchern zu, die im Verlag erscheinen werden. Ich bin erleichtert und hoffnungsvoll, rufe meinen Mann an und erzähle ihm, wie toll alles gelaufen ist. Er sagt: »Siehst du, das hab ich ja gleich gewusst! Gratuliere!« Ich bin glücklich, gehe in die Küche, mache mir zur Belohnung frischen Tee und tanze vor Freude im Haus herum, soweit es meine Knie zulassen. Sogar meine Körperempfindungen sind angenehm.

Am Ende dieses Abschnitts muss ich lächeln. Die erste Version dagegen zog mich schon beim Schreiben runter. »Aber so einfach ist das nicht«, nagen die Zweifel. »Was wird aus dem Buch, wenn der Verlag es doch nicht mag?« Kein Problem! Dann kommt das Manuskript eben zurück und wird einem anderen Verlag vorgestellt. »Und wenn du dich das nicht traust?« Ich hasse meine ewigen Zweifel! Warum soll ich mich das nicht trauen? Hat die Absage Konsequenzen für meine Arbeit? Nein! Kein Misserfolg der Welt wird mich vom Schreiben abhalten. Werde ich eine Schreibhemmung bekommen? Ganz sicher nicht. Ich werde es weiter versuchen und nebenher einfach ein weiteres Buch schreiben. Vielleicht wird das ja ein Erfolg. Viele Schriftsteller müssen lange auf ihren Erfolg warten. Es kann zwanzig Jahre dauern, bis man auf einen Schlag berühmt wird. Ich bin nicht automatisch eine schlechte Schriftstellerin, nur weil ich eine Absage von einem Verlag bekomme, der sich mein Buch nicht mal ansehen will. Ich muss mich nicht niedermachen. Irgendwann klappt es bestimmt. Dann erscheint es, wird beworben und gelesen. Ich werde stolz auf mich sein, weil ich nicht aufgegeben habe. Ich muss meine Aufmerksamkeit anders konzentrieren, mich auch am Positiven orientieren, nicht nur am Negativen. In meinen Sorgenketten bleibe ich am Negativen kleben. Höchste Zeit, das zu ändern. Es bringt nichts, wenn ich mich unablässig sorge und mir immer das Schlechte vorstelle. Die negative Erwartungshaltung wirkt nicht mal vorbeugend, sie raubt mir nur meine Kraft. Nicht »Das klappt sowieso nicht!«, sondern »Das wird schon klappen!« Was sagte Oma noch immer? »Mach dir bloß keine Gedanken über ungelegte Eier, Kind!« Vielleicht ist das gefürchtete Problem gar nicht so unüberwindbar, wie ich es mir vorstelle? Ich werde mein Bewertungssystem ändern. Nicht alles ist bedrohlich. Das habe ich zwar so gelernt, aber ich kann es auch wieder verlernen. Ich will nicht nur die Misserfolge abspeichern, sondern vor allem die Erfolge.

Tiger im Vorzimmer

Die Natur hat mir keinen Schutzfilter mitgegeben. Ich lasse alles viel zu nahe an mich heran. Leider gibt es auch keine Sicherheitsgrenze, die andere wahrnehmen und respektieren können. »Du hast kein inneres Vorzimmer«, sagte mein Mann. »Zu dir kommt jeder ungefragt rein. Du brauchst eine Sekretärin, die dich abschirmt.« Er hatte recht.

Ich stellte mir das Vorzimmer vor: geräumig, freundlich, hell, mit einem großen Schreibtisch und einer gefährlich aussehenden Tür, die in meinen Ruheraum führt und nur von meiner Seite geöffnet werden kann. Meine Sekretärin ist allerdings kein Mensch, sondern eine riesige Tigerin mit großen Tatzen und eindrucksvollen Zähnen. Mich lässt sie vorbei, alle anderen brüllt sie weg. In meinem Ruheraum gibt es Fenster, die frische Luft hereinlassen und hinaus auf einen großen Park mit Bäumen gehen. Das Licht ist angenehm, hier ist es still und friedlich.

Doch wie üblich reichte es mir nicht, mir alles nur vorzustellen, ich musste es auch fühlen. Manchmal ist es sehr praktisch, kleine Enkel zu haben. Ich kaufte einen riesigen Stofftiger, gab ihn als

Kinderspielzeug aus und legte ihn in mein Arbeitszimmer. Es tat gut, ihn auf dem Sofa zu sehen. Als ich ihn nicht mehr ganz so dringend brauchte, zog er ins Gästezimmer und erfreut dort unseren Enkel Jamie, der ihn Shirkan taufte.
Auch meine Telefonprobleme musste ich dringend angehen. Ich telefoniere ungern, höre aber gut zu und bin daher eine beliebte Anlaufstelle für Leute, die mal eben »Dampf ablassen« wollen. Empörung und Wut der anderen drangen jahrzehntelang ungefiltert in meinen Kopf ein. Wenn ich mich hier schützen könnte, wäre schon viel gewonnen. Dass es mir reichte und ich meine Ruhe wollte, konnte ich nicht sagen, dazu bin ich zu höflich. Ich überlegte mir verschiedene Möglichkeiten: Ich stellte das Telefon bei Stress-Anrufen auf Lautsprecher und ließ die Stimmen verpuffen, und bei endlosen Monologen, auf die ich nur ab und zu Ja oder Nein sagen musste, durchforstete ich interessante eBay-Angebote und hörte nur mit halbem Ohr zu. Manchmal schaute ich dabei Lady Shirkan an und musste lachen. Lachen ist Magie, es vertreibt sowohl Stress als auch Angst. Manchmal griff ich nach einer »weißen« Lüge: »Ich muss unbedingt einkaufen« oder »Gleich kommt Besuch.«
Ich beschloss, mir für anstrengende Leute Sprechzeiten zuzulegen. Keine Stressanrufe mehr nach 18 Uhr, Notfälle ausgenommen. Keine Geheimnisse mehr, über die ich mit niemandem reden durfte. Außerdem wollte ich endlich auch für mich einen emotionalen Überziehungskredit. Auch ich darf mal Fehler machen, ohne sofort in Ungnade zu fallen. Aus lauter Angst, es allen recht zu machen, hatte ich mich selbst viel zu lange vernachlässigt. »Du hast dich aber verändert!«, klang es sofort vorwurfsvoll. Das musste ich aushalten. Es war höchste Zeit, die bleiche Schwes-

ter zur Ruhe kommen zu lassen. Auch ich selbst nehme meine Sprechzeiten heute ernst. Ich habe eine bestimmte Zeit am Tag, in der ich mich intensiv und konstruktiv um die drängenden Fragen kümmere, die mich gerade umtreiben. Morgens nach dem Frühstück ist dafür die beste Zeit. Ich schreibe eine »To-Do-List« und mache »Buchführung«.

Je mehr ich die veränderten Verhaltensmuster einübe, desto besser gefallen sie mir. Sorgen notiere ich mir, wenn sie kommen, schaue sie mir aber erst später an und prüfe, in welche Kategorie sie gehören. Eine Zeit lang führte ich ein Sorgentagebuch, in dem gefürchtete Katastrophen und vorläufige Lösungen verzeichnet waren. Viele sind inzwischen als erledigt abgehakt. Morgens habe ich Zeit genug, konzentriert an Sorgen und Problemen zu arbeiten, sie zu Ende zu denken und mir Strategien auszudenken. Ich kann Lösungen sammeln, und versuchen, sie umzusetzen. Besonders hilfreiche Anregungen für dieses Brainstorming fand ich in dem Buch »Vor lauter Sorgen ...«. Ich bin guten Mutes: Mein Vorzimmer hat sich in den letzten Monaten mehr als bewährt.

Wenn ich allein nicht weiterkomme, suche ich mir möglichst rasch Hilfe. Ich fresse grundsätzlich nichts mehr in mich hinein. Auch wenn der Tornado naht, versuche ich abzuwarten und Tee zu trinken. Wenn der Stress nachlässt, gönne ich mir Seelennahrung, in meinem Fall Schokolade oder Spaghetti mit Tomatensauce. Ich höre beruhigende Musik oder schaue mir Lieblingsfilme an. Noch etwas habe ich gelernt: Die Vor-Angst ist meist schlimmer als die echte Krise, weil man ihr in der Fantasie hilflos ausgeliefert ist. Das Warten auf die Katastrophe macht einen verrückt, während man in der Realität selbst im größten Stress meist trotzdem aktiv werden und etwas tun kann.

Viele meiner Sorgen stellten sich zu meinem Horror als berechtigt heraus, einige meiner schlimmsten Befürchtungen wurden wahr, und trotzdem ging die Welt nicht unter. Offenbar gibt es für jedes Problem, auch wenn es zunächst unlösbar erscheint, eine Lösung. Manchmal sogar mehrere. Ich mache in Krisenzeiten immer verschiedene Pläne, das beruhigt mich. Zu meiner eigenen Entlastung delegiere ich bestimmte Aufgaben weiter. Ich muss nicht alles allein schaffen! Durch die vielen Telefonate mit Ämtern, Krankenkassen, Krankenhäusern, Versicherungen und Bestattern ist meine Telefonphobie fast weg. Es waren harte Monate, aber ich weiß jetzt, dass selbst ein Hasenherz in der Krise zäh und stark sein kann.

Die bittere Erkenntnis: All meine Sorgen und Ängste konnten die desolate Situation meiner Eltern nicht verhindern. Die lästigen, nutzlosen Vor-Sorgen haben mir nur unnötig viel Zeit und Kraft gestohlen. Diese Art zu denken, war für mich zunächst völlig neu. Ich habe in den letzten Monaten eine Menge geschafft, bin neuerdings Spezialistin für Seniorenprobleme, kann Rentenbescheide lesen und kenne eine zuverlässige Agentur, die polnische Haushaltshilfen vermittelt. Ich schaffte es sogar, innerhalb einer Woche eine Hilfe zu organisieren, bevor meine Mutter aus der Reha kam. Ich hätte nie für möglich gehalten, dass ich das alles schaffen und dabei auch noch ein Buch schreiben könnte. Ich glaube fest an »Fügungen« und kleine Zeichen. Wenn es mir ganz schlecht geht, kommt todsicher irgendwas und tröstet mich. Einen Tag nach dem Tod meiner Mutter setzte sich ein Schmetterling auf meine Hand, einen Tag später wurde mein Manuskript angenommen. Immer häufiger schaffe ich es, meine Ängste zu verwandeln. Wenn ich zeichne oder schreibe, lächelt die bleiche Schwester. Als mir neulich das Wasser wieder mal bis zum Hals stand, kamen schlimme Mörder-Träume. Auch das ist überstanden. So leicht lasse ich mich nicht unterkriegen, schon gar nicht von meinen eigenen Albtraumfiguren!

Kleines Schlussplädoyer

Es gibt Menschen mit gläsernen Herzen. Wenn man leise daran rührt, klingen sie fein wie silberne Glocken. Stößt man jedoch derb daran, so gehen sie entzwei.
Richard von Volkmann-Leander, »Die drei Schwestern mit den gläsernen Herzen«

Ein Leben ohne Angst gibt es nicht. Als gesunde, angemessene Reaktion auf Bedrohungen ist sie wünschenswert und nützlich. Sie wird erst zum Problem, wenn sie unkontrollierbar und chronisch wird. Unbehandelt kann sie zu weiteren seelischen und auch körperlichen Störungen führen. Das lässt sich vermeiden, denn heute gibt es viele Behandlungsmöglichkeiten und Strategien, die einem das Leben mit Angststörungen erleichtern. Selbst hartnäckige Ängste kann man durch eine Therapie oder Medikamente lindern oder sogar ganz verlieren. Manche Ängste verschwinden auch von selbst oder durch geduldiges Training. Heute findet man auf dem Buchmarkt zahlreiche Ratgeber zu allen großen Angststörungen. Schauen Sie sich um! Sie werden erleichtert feststellen, dass Ihre Angst einen Namen hat und dass Sie nicht allein sind. Wenn man weiß, womit man es zu tun hat, kann man sich auch besser damit auseinandersetzen. Von einigen großen Ängsten wird man sich wohl nie ganz befreien können, doch auch für sie gilt: Man kann lernen, besser mit ihnen umzugehen. Jeder Mensch hat eigene Lebensmuster, Bedürfnisse und Ziele. Wir nehmen unsere Ängste unterschiedlich wahr und müssen unsere eigenen Lösungswege finden. Dies gilt auch für die therapeutische Beziehung, denn sie ist geprägt durch die individuellen Partner, die sich aufeinander einlassen. Menschen mit intensiver Angst oder traumatischer Belastung fällt es schwer, Vertrauen zu fassen und sich zu öffnen, da ist viel Einfühlungsvermögen und Fingerspitzengefühl nötig.

Mir hat vor allem die Kombination aus kognitiver, emotionaler und kreativer Herangehensweise geholfen. Neben dem Schreiben gibt es viele andere Möglichkeiten, die Angst anzugehen und auszudrücken, z. B. durch Musizieren, Zeichnen und Tanzen oder im Rahmen einer Mal-, Musik-, Tanz- oder Theatertherapie. Nicht vergessen: Manchmal kann Angst Menschen sogar dazu bewegen, Höchstleistungen zu vollbringen!

Ich habe in diesem Buch meinen Umgang mit Ängsten beschrieben und meine Fragen dazu gestellt. Wie sah die Angst in der Kindheit aus? Gab es Auslöser, Lebenskrisen, traumatische Erlebnisse, belastende Beziehungen oder Trennungen? Was sind meine größten Ängste? Welche habe ich hinter mir gelassen? Welche sind geblieben? Wie erlebte ich meine Therapie? Was hat mir besonders geholfen? Gab es Rückschläge? Was habe ich gelernt? Wie gehe ich mit Albträumen um? Ich bin längst nicht fertig mit meinen Ängsten, selbst dieses Buch ist nur eine Momentaufnahme, denn das Leben bringt ständig neue Herausforderungen. Als ängstlicher Mensch braucht man dazu enorm viel Kraft.

Sensibilität und Ängstlichkeit sind nichts Negatives, auch wenn sie einen verwundbar machen. Sie sind Wesensmerkmale, Persönlichkeitsfarben. Meine Ängstlichkeit gehört genau so zu mir wie meine empfindliche Haut. Ich muss Rücksicht auf sie nehmen und ihr helfen, damit es ihr gut geht. Ich verstehe Ängstlichkeit nicht als Störung, daher ist dieses Kapitel auch ein kleines Plädoyer für die Ängstlichkeit. Ich war ein extrem ängstliches Kind, und ich bin eine ängstliche Frau. Ich habe mich daran gewöhnt. Ich kann mich anders geben, aber tief im Innern bleibe ich vorsichtig, zaghaft und schüchtern. Meine Abenteuer finden vor allem in meinem Kopf statt. Forsches, lautes Auftreten liegt mir nicht. Zeitdruck, Lärm, Geschäftigkeit, Hektik und Trubel machen mir Stress. Ich habe es am liebsten ruhig und entspannt, brauche viele kleine Auszeiten und Rückzugsgebiete. Ich liebe Bücher und Bilder, die Dämmerung, den Herbst und das Schnurren von Katzen. Ich bin keine Anführerin oder Lenkerin, aber auch kein folgsames Herdentier.

Im Laufe der Jahrzehnte bin ich trotz meiner vielen Ängste immer stärker geworden. Ich habe mir meinen eigenen Weg gesucht, manchmal über seelische Abgründe hinweg. Liebe, Verständnis und Zuneigung sorgen dafür, dass die bleiche Schwester ruhig und entspannt schläft. Liebe, wie ich sie heute verstehe, ist das Gegenteil von Angst. Ängstliche Menschen sollten gut auf sich achtgeben, denn sie haben gläserne Herzen und sollten sich Partner suchen, die geschickte Glaser sind und zart genug mit ihren fragilen Seelen umgehen können, damit sie fein klingen wie silberne Glocken und nicht zerbrechen. In

Lebenskrisen und in Übergangszeiten muss man als sensibler, ängstlicher oder traumatisierter Mensch auf Rückfälle gefasst sein. Doch auch sie gehen vorüber. Danach kann man neue Kräfte sammeln und seinen Weg weiterverfolgen. In akuten Krisen benötigt man vielleicht Medikamente oder therapeutische Hilfe, bis man stark genug ist, sich den Problemen allein zu stellen. Auch das ist kein Makel.

Ich nehme meine Innenwelten oft farbig wahr. Ich habe bunte Stifte und viele Gläschen mit Porzellanmalfarben. Manchmal schaue ich mir all meine Farben an. Einfach so, weil es Freude macht. Von jeder gibt es unterschiedliche Nuancen, und die meisten haben schöne poetische Namen. Als Kind war ich eine Schwarzseherin, heute ist meine Welt bunt. Jetzt ist meine Lebensfarbe Ultramarin, in allen Schattierungen von hell bis tief, manchmal auch changierendes Wasser- oder Azurblau mit delftblauen Einsprengseln, die sich bald wieder auflösen. An die schwarz-grauen Ränder, die immer schon da waren, habe ich mich gewöhnt und versuche nicht mehr, sie zu übermalen. Angstanfälle sind scharlachrot, Verlegenheit und Scham tomatenrot. Furcht ist rot wie Klatschmohn, Stress feuerrot, Schmerz blutrot, die Angst vor dem Sterben pechschwarz. Freude ist warmes Sonnengelb und frisches Moosgrün. Glück kann alle Farben haben, meist sind sie klar und hell, aber auch Schokoladenbraun gehört dazu. Meine Ängstlichkeit ist helles Elfenbein, Panik kaltes Weiß, Traurigkeit Anthrazit, je nach Intensität hell oder dunkel. Sorgen sind grau wie Regenwolken und Wolfspelze.

Ängstlichkeit macht zwar verletzlich und empfindlich, aber sie hat auch ihre guten Seiten. Man kann sie sogar als Geschenk betrachten, denn sie ist auch eine Gabe, eine ganz besondere Art, die Welt und sich selbst wahrzunehmen, achtsam, mit aufmerksamem Blick. Ängstliche Menschen sind oft besonders feinfühlig und können sehr kreativ sein. Sie haben viel mehr Kraft als sie sich in ihren kühnsten Träumen zutrauen. Sie müssen nur an sich glauben, sich trauen, genau hinzusehen und das Gefühlte zu gestalten und zu verwandeln. Wer viel Angst hat, besitzt meist auch viel Fantasie, und die kann man wunderbar nutzen! Auch wer ängstlich ist, kann bei entsprechender Selbstfürsorge entspannt und gelassen werden. Das Wesen eines Menschen besteht aus vielen Merkmalen, die sich ausgleichen und ergänzen können. Die ängstliche Seite kann man stärken und trösten. Aber man sollte sie nie verachten oder verleugnen, sonst gerät sie aus dem Gleichgewicht. Wenn man sie annimmt und versucht, so gut wie möglich mit ihr zu leben, entwickelt sie gelegentlich überraschende Bilder und Lösungen. Dann lässt sie mit sich reden, schnürt uns nicht mehr die Luft ab, sondern lässt uns frei atmen. Dann schickt sie gute Träume, verleiht Flügel und lässt uns vielleicht sogar hoch oben auf dem großen Bären reiten.

Danke

Jan, ohne den ich dieses Buch wohl nie geschrieben hätte;
meinem Vater, der mir erlaubte, so offen über ihn und sein Leben zu berichten;
meiner Therapeutin, mit deren Hilfe ich viele ungeahnte Seelenfenster öffnen konnte;
meiner Lektorin Sandra Kieser, die mein Buchkind zuverlässig und einfühlsam auf seinem Weg in die Bücherwelt begleitete.

Literatur

Asper, Kathrin (1995): Von der Kindheit zum Kind in uns. Lebenshilfe aus dem Umbewußten. München: dtv.

Baer, Udo (2010): Gefühlssterne, Angstfresser, Verwandlungsbilder. Kunst- und gestaltungstherapeutische Methoden und Modelle. Neukirchen-Vluyn: Semnos.

Baer, Udo; Frick-Baer, Gabriele (2010): Wie Traumata in die nächste Generation wirken. Untersuchungen, Erfahrungen, therapeutische Hilfen. Neukirchen-Vluyn: Semnos.

Baer, Udo (2010): Wo geht's denn hier nach Königsberg? Neukirchen-Vluyn: Semnos.

Baer, Udo; Frick-Baer, Gabriele (2008): Wie Kinder fühlen. Weinheim: Beltz.

Baer, Udo; Frick-Baer, Gabriele (2009): Gefühlslandschaft Angst. Weinheim: Beltz Verlag.

Bandelow, Borwin (2006): Das Angstbuch. Reinbek bei Hamburg: Rowohlt.

Becker, Eni S.; Hoyer, Jürgen (2005): Generalisierte Angststörung. Göttingen: Hogrefe.

Becker, Eni; Margraf, Jürgen (2008): Vor lauter Sorgen ... Hilfe für Betroffene mit Generalisierter Angststörung (GAS) und deren Angehörige. Weinheim: Beltz.

Brasch, Christine; Richberg, Inga-Maria (1994): Die Angst aus heiterem Himmel. München: Mosaik.

Breton, Sue (1989): Angst als Krankheit. Stuttgart: TRIAS.

Fabian, Egon (2010): Anatomie der Ängste. Ängste annehmen und an ihnen wachsen. Stuttgart: Klett-Cotta.

Friday, Nancy (1982): Wie meine Mutter. Frankfurt am Main: Fischer.

Früh, Sigrid (Hg.) (1990): Märchen von Leben und Tod, Frankfurt am Main: Fischer.

Hoyer, Jürgen; Beesdo, Katja; Becker, Eni S. (2007): Ratgeber Generalisierte Angststörung. Informationen für Betroffene und Angehörige. Göttingen: Hogrefe.

Kast, Verena (1996): Vom Sinn der Angst. Wie Ängste sich festsetzen und wie sie sich verwandeln lassen. Freiburg: Herder.

Morschitzky, Hans; Sator, Sigrid (2009): Die zehn Gesichter der Angst. Ein Handbuch zur Selbsthilfe. München: dtv.

Riemann, Fritz (1991): Grundformen der Angst. Eine tiefenpsychologische Studie. München: Ernst Reinhard Verlag.

Richter, Horst-Eberhard (1994): Umgang mit Angst. Düsseldorf: Econ Verlag.

Schmidbauer, Wolfgang (2007): Das Buch der Ängste. Von A bis Z. München: Blumenbar.

Schmidt-Traub, Sigrun (2008): Generalisierte Angststörung. Ein Ratgeber für übermäßig besorgte und ängstliche Menschen. Göttingen: Hogrefe.

Beate Felten-Leidel: Hasenherz und Sorgenketten.
Mein Leben mit der Angst
1. Auflage 2012
ISBN-Print: 978-3-86739-074-3
ISBN-PDF: 978-3-86739-752-0

Bibliografische Informationen der Deutschen Nationalbibliothek
Die Deutsche Nationalbibliothek verzeichnet diese Publikation in der Deutschen Nationalbibliografie; detaillierte bibliografische Daten sind im Internet über http://dnb.d-nb.de abrufbar.

Umschlagkonzeption: GRAFIKSCHMITZ, Köln, unter Verwendung eines Fotos von una.knipsolina / photocase.com
Typografiekonzept: Iga Bielejec, Nierstein
Satz: BALANCE buch + medien verlag, Bonn
Druck und Bindung: Himmer AG, Augsburg
Zum Schutz von Umwelt und Ressourcen wurde für dieses Buch FSC®-zertifiziertes Papier verwendet:

FSC www.fsc.org
MIX
Papier aus verantwortungsvollen Quellen
FSC® C095359